Dr Léon ARCHAMBAULT
SECRÉTAIRE GÉNÉRAL DE LA *Thérapeutique Contemporaine*
MEMBRE DE LA SOCIÉTÉ D'HYGIÈNE

De l'Injection intra-trachéale

DANS LE TRAITEMENT DE LA PHTISIE

PARIS
VERMOT, ÉDITEUR
20, RUE DU DRAGON, 20

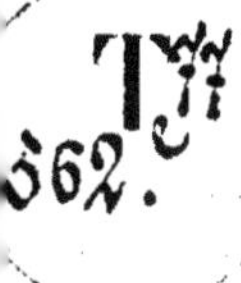

A Messieurs les Docteurs
VICTOR et ARMAND FUMOUZE
Souvenir bien cordial

De l'Injection intra-trachéale

DANS LE TRAITEMENT DE LA PHTISIE

Dr Léon ARCHAMBAULT
SECRÉTAIRE GÉNÉRAL DE LA *Thérapeutique Contemporaine*
MEMBRE DE LA SOCIÉTÉ D'HYGIÈNE

De l'Injection intra-trachéale

DANS LE TRAITEMENT DE LA PHTISIE

PARIS
VERMOT, ÉDITEUR
20, RUE DU DRAGON, 20

DE

L'INJECTION INTRA-TRACHÉALE

DANS LE TRAITEMENT DE LA PHTISIE

Pour pratiquer l'injection intra-trachéale, il est bon de savoir manier le *laryngoscope* et de connaître à fond la topographie de la *glotte* qui est le champ opératoire où se fera l'injection. Nous croyons donc utile, avant de décrire la technique du procédé que nous avons en vue, de donner une description de la glotte, de ses rapports, et même de sa structure, ce qui peut n'avoir dans le cas présent que peu d'intérêt, mais ce qui peut servir à compléter l'étude anatomique. Nous traiterons aussi brièvement de l'anatomie du poumon, pour mieux en expliquer la pathologie.

Notre étude comprendra donc :

1° La glotte ;

2° Le poumon. Lobule pulmonaire ;

3° Tuberculose pulmonaire ;

4° Technique de l'injection et indications de l'injection.

1° GLOTTE

La glotte est un espace limité par les cordes vocales inférieures. C'est à tort que quelques auteurs donnent le nom de glotte supérieure à l'espace compris entre les deux cordes vocales supérieures.

Au laryngoscope, on voit deux triangles : le supérieur, plus large, laissant voir un triangle inférieur à sommet antérieur (un losange dans la dilatation).

La direction est perpendiculaire à l'axe du conduit laryngé.

La longueur est de 15 m/m chez l'homme, de 20 m/m chez la femme.

Rapports. — *En haut*, la glotte est en rapports avec la portion sus-glottique et le vestibule du larynx qui la sépare des cordes vocales inférieures. *En bas*, avec la portion sous-glottique de la trachée ; *en arrière*, avec les muscles ary-aryténoïdiens qui la séparent du pharynx, *en avant*, avec l'angle rentrant du cartilage thyroïde.

Constitution. — Deux parties la composent : la glotte interligamenteuse (3/5 ant.), la glotte cartilagineuse (2/5 post.).

Jusqu'à l'âge de 11 ans, cette dernière est aussi longue que la première ; plus tard, la glotte interligamenteuse augmente, jusqu'à égaler près de trois fois la glotte cartilagineuse.

Cette dernière est comprise entre la face interne des cartilages aryténoïdes. Sa forme est rectangulaire.

Son bord antérieur est entre les apophyses vocales, situées à l'angle antérieur interne de ce cartilage.

Ses bords latéraux se terminent à l'apophyse vocale.

La glotte interligamenteuse est située entre les cordes vocales inférieures : sa forme est triangulaire.

La base correspond au bord antérieur de la glotte intercartilagineuse, le sommet à l'insertion antérieure des cordes vocales, sur l'angle rentrant du cartilage thyroïde (nodule de Mandl).

Ses bords sont formés par les cordes vocales allant de l'angle antérieur de l'apophyse antéro-interne aux cartilages aryténoïdes.

Les cordes vocales sont la partie intéressante de la glotte et méritent une description.

*
* *

Cordes vocales. — Ce sont des replis dirigés d'avant en arrière, et un peu de bas en haut (lèvres vocales de Mandl).

Forme. — Un bord est adhérent ; le bord interne, flottant dans la cavité ; la face supérieure est presque horizontale et la face inférieure oblique en bas et en dehors.

Elle est constituée par un ligament, un muscle et une muqueuse.

C'est le ligament de la corde ou thyro-aryténoïdien : il forme le squelette de la corde vocale et est formé de fibres élastiques, de couleur jaune, à couches tordues en tire-bouchon, de sorte que leur grand axe est presque vertical et parallèle à celui du larynx. C'est plutôt une couche élastique servant d'insertion et de soutien aux muscles.

Connexions. — *En avant*, il s'insère sur la partie inférieure du corps thyroïde avec le ligament crico-thyroïdien moyen.

En arrière, il enchâsse l'apophyse antéro-interne de l'aryténoïde, et se prolonge, en bas et en arrière, pour s'insérer sur la circonférence supérieure du cartilage cricoïde.

Supérieurement, c'est la limite d'entrée du ventricule.

En dehors, il répond — supérieurement au muscle thyro-aryténoïdien et forme une gouttière s'ouvrant en dehors, — et inférieurement il répond au crico-aryténoïdien latéral.

En dedans, il adhère intimement à la muqueuse (sans bourse muqueuse, comme le croyait Fournier).

Le *muscle* est le faisceau interne du thyro-aryténoïdien. Il va de la partie inférieure de l'angle rentrant du cartilage thyroïde, — du bord inférieur du corps thyroïde, — de la partie la plus élevée du ligament crico-thyroïdien moyen à la base de l'apophyse vocale, ou dans la dépression inférieure et interne de la face antérieure de l'aryténoïde.

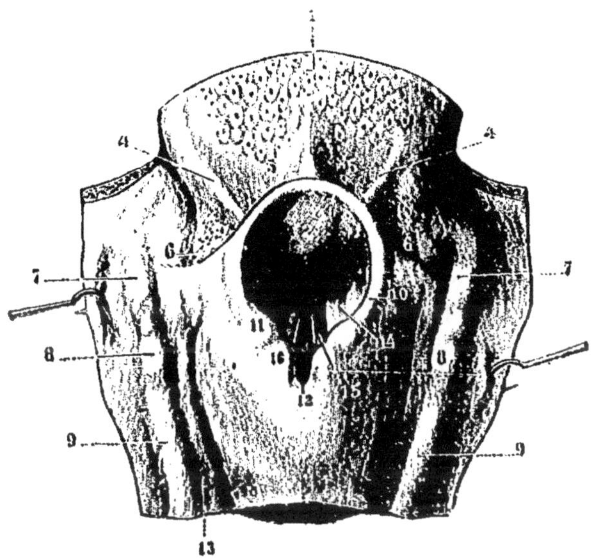

Pl. 1. — Ouverture du canal laryngo-trachéal vu par en haut, le pharynx étant incisé en arrière sur la ligne médiane et les lambeaux rabattus de *chaque côté* (*d'ap. Testut*). — 1. Base de la langue. — 2. Epiglotte et son bourrelet. — 3. Orifice glottique. — 4.4. Replis glosso-épiglottiques latéraux. — 5.5. Fossettes comprises entre ces replis et le repli glosso-épiglottique médian. — 6.6. Replis pharyngo-épiglottiques. — 7.7. Extrémités de la grande corne hyoïdienne faisant saillie sous la muqueuse pharyngienne. — 8.8. Grande corne du cartilage thyroïde. — 9.9. Son bord postérieur. — 10. Replis aryténo-épiglottiques. — 11. Saillie des cartilages de Wrisberg. — 12. Echancrure interaryténoïdienne. — 13. Gouttières pharyngo-laryngiennes. — 14. Cordes vocales supérieures. — 15. Cordes vocales inférieures — 16. Saillie des cartilages corniculés.

Sa *forme* est celle d'une pyramide, et il est placé exactement dans la gouttière élastique.

Sa *structure* est celle d'un muscle strié, c'est-à-dire pauvre en sarcolemme.

La *muqueuse* est très adhérente aux fibres élastiques, sans bourse muqueuse et d'épaisseur faible. La couleur est nacrée et blanchâtre.

Supérieurement, elle se continue avec la muqueuse du ventricule, en avant, recouvre la face supérieure de la corde, — s'adosse à elle-même pour former son bord libre et flottant — et recouvre la face inférieure.

Elle présente à considérer :

1° *Un derme*. — Séparé de l'épithélium par la *basement membrane* (membrane fibro-conjonctive de soutènement) qui est formée d'un tissu réticulé lâche, sans follicules clos.

2° *Des papilles glottiques.* — Situées dans la moitié antérieure ou partie moyenne du bord libre, au nombre de 18 à 25, un peu moins hautes que celles des doigts, et de structure analogue à la couche de Malpighi (cellules polygonales crénelées, unies par une matière amorphe). Il y a des anses vasculaires à l'intérieur.

3° *Un épithélium.* — C'est un épiderme véritable formé d'une couche superficielle (cellules aplaties et cellules cylindriques) et d'une couche profonde (cellules polygonales crénelées).

4° *Des glandes.* — Elles ne se trouvent pas au niveau du bord libre et forment deux groupes : l'un repose sur le ligament thyro-aryténoïdien.

⁂

Les *artères* sont formées par la laryngée supérieure ; elles sont anastomosées entre elles, et avec celles du côté opposé, et la laryngée inférieure qui forme l'anse vasculaire des papilles.

Les *lymphatiques* sont nombreux.

Les *nerfs* sont dus : Les *branches sensitives* au laryngé inférieur à terminaisons libres.

Les *branches motrices*, à une branche du laryngé inférieur.

⁂

La *physiologie* se résume à quatre fonctions : respiration, effort, déglutition, phonation.

1° *Respiration.* — L'inspiration donne la forme losangique (crico-aryténoïdien-postérieur). Dans l'expiration, la glotte interligamenteuse ne revient pas par contraction du crico-aryténoïdien latéral ; — la glotte intercartilagineuse se ferme par l'ary-aryténoïdien.

Donc elle est bien inhérente à la fonction respiratoire (théorie actuelle).

2° *Effort.* — Il y a occlusion presque complète des deux glottes.

3° *Phonation.* — Les conditions de production du son sont les suivantes : Fermeture de la glotte postérieure, courant d'air allant de bas en haut, anche vibrante suffisamment tendue.

Le rôle du crico-thyroïdien est de tendre la corde, en prenant son point d'appui sur le cricoïde.

Celui du muscle thyro-aryténoïdien est d'augmenter la tension.

Il tend, mais l'aryténoïde est d'abord fixe, et le crico-thyroïdien soulève le cricoïde qui attire l'aryténoïde et par suite tend. La voix vient de l'antagonisme des deux muscles (Lermoyez).

Quant à la muqueuse, elle entre en jeu dans la voix de tête.

4° *Pendant la déglutition.* — Le crico-thyroïdien attire en avant. — Le constricteur inférieur presse sur les côtés : d'où occlusion incomplète de la glotte.

Quant au *son glottique*, son intensité est en rapport avec la quantité d'air qui sort, — avec les dimensions du thorax — et avec la puissance des muscles inspirateurs.

La hauteur est d'autant plus élevée que les cordes sont plus courtes et plus fermes et le muscle thyro-aryténoïdien plus tendu.

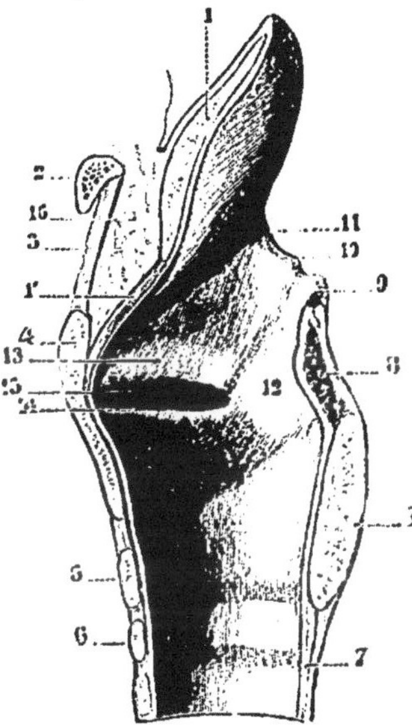

Fl. 2. — Coupe sagittale du larynx (*d'après Testut*). — 1. Épiglotte et ligament thyro-épiglottique. — 2. Corps de l'os hyoïde. — 3. Ligament thyro-hyoïdien moyen. — 4. Cartilage thyroïde. — 5. Cartilage cricoïde. — 6. Anneaux cartilagineux de la trachée. — 7. Portion membraneuse de la trachée. — 8. Muscle ary-aryténoïdien. — 9. Saillie formée par le cartilage corniculé. — 10. Relief formé par la glande préaryténoïdienne. — 11. Repli aryténo-épiglottique. — 12. Face interne du cartilage aryténoïde droit. — 13. Corde vocale supérieure. — 14. Corde vocale inférieure. — Ventricule du larynx. — 16. Paquet adipeux préglottique.

Le timbre est dù aux cavités de résonance labiale et pharyngienne.

Développement et modifications avec l'âge. — Le larynx se développe aux dépens de la partie supérieure du pédicule qui relie le poumon au pharynx.

Vers la sixième semaine apparaissent deux petites crêtes qui sont les aryténoïdes. Au quatrième mois les replis des cordes vocales apparaissent avec la muqueuse et tous ses éléments.

Le travail d'ossification respecte toujours l'apophyse vocale de l'aryténoïde, même chez le vieillard.

Dans les premières années de la vie, peu de différences dans les dimensions et suivant les sexes

A la puberté, il se fait de grandes modifications chez l'homme et chez la femme, c'est-à-dire que chez la femme, la voix s'abaisse d'un ton ou deux; chez l'homme, d'un octave.

Pendant la transformation, la voix est rauque et enrouée; — quelquefois aphonie.

La cause est due à l'augmentation en largeur, en longueur et en épaisseur, et dans la consistance.

Parfois cette augmentation se fait d'une façon inégale, d'où troubles consécutifs.

Chez le vieillard, le diapason baisse par suite de l'ossification des cartilages. Peut-être y a-t-il atrophie des fibres musculaires.

2° LE POUMON

Situation. — Les poumons sont situés dans la cage thoracique, à droite et à gauche du médiastin, sur les côtés du cœur, au-dessus du diaphragme, du foie et de la rate.

Moyens de fixité. — Ils sont fixés au médiastin par la *racine du poumon*; à la partie centrale du diaphragme, par un mince repli improprement appelé le *ligament du poumon*, et appliqués contre la paroi thoracique sur laquelle ils glissent, dans les mouvements respiratoires.

Le volume est des 4/5 du thorax. — En raison de celui du thorax, il varie avec l'inspiration et l'expiration.

Dans l'inspiration, il y a augmentation de la capacité vitale (4000 centimètres cubes).

Dans l'expiration, il revient sur lui-même et laisse inhabité le cul-de-sac demi-circulaire costo-diaphragmatique, dont il n'atteint du reste les limites inférieures que dans les inspirations très profondes.

Dans l'expiration, la hauteur du cul-de-sac pleural inhabité varie en arrière entre 4 à 7 centimètres et le poumon descend jusqu'au bord inférieur de la dixième ou douzième côte.

En avant, il y a un cul-de-sac profond : la base du poumon droit répond au bord inférieur de la cinquième côte : celle du poumon gauche, au bord supérieur de la sixième côte.

Peu volumineux avant la naissance, il subit une expansion à la première respiration et offre un accroissement notable à la puberté. L'atrophie sénile est discutée.

Le poumon de l'homme est plus volumineux que celui de la femme; ils sont en rapport comme 3 à 2.

Diamètres. — Le poumon droit est plus volumineux que le poumon gauche, par élargissement du diamètre transversal (comme 10 est à 11).

DIAMÈTRE	vertical	antéro-postér.	transversal
Le Fort	20-22 cent.	15-16 cent.	10-11 cent.
Sappey	26-27 cent.	16-17 cent.	10 cent.
Husckle	27-29 cent.	19-20 cent.	13-15 cent.

Capacité. — Pour Meisner la capacité pulmonaire est la suivante :

Après une inspiration ordinaire : 3 400-3 700 centimètres cubes.

— expiration — 3 200 centimètres cubes.

— inspiration très profonde : 5000-6200 centimètres cubes.

— expiration — 1000-1500 centimètres cubes.

Après la mort, avant l'ouverture du thorax : 1500-2000 centimètres cubes.

En somme, la capacité moyenne est de 3 à 4 litres.

Poids. — Poids spécifique. — Pour Huske, le poids moyen est de 680 grammes.

Pour Krause, de 1 424 grammes chez l'homme, de 1 126 grammes chez la femme.

Pour Sappey, le poids des deux poumons varie entre 1 000 à 1 300 grammes.

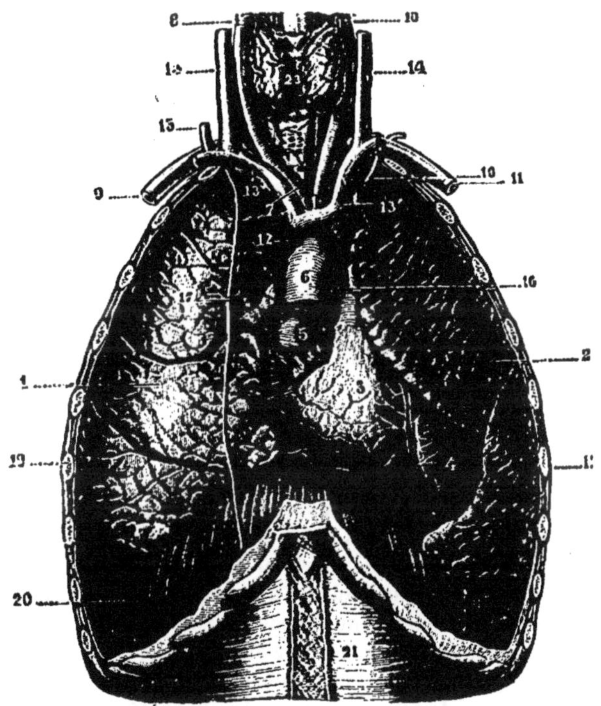

Pl. 3. — *Rapports des poumons. La paroi antérieure du thorax a été enlevée* (*d'après Testut*). — 1. Poumon droit. — 2. Poumon gauche. — 3. Ventricule droit. — 4. Ventricule gauche. — 5. Oreillette droite et auricule. — 6. Crosse de l'aorte. — 7. Tronc brachio-céphalique artériel. — 8. Carotide primitive droite. — 9. Artère sous-clavière droite. — 10. Carotide primitive gauche. — 11. Artère sous-clavière gauche. — 12. Veine cave supérieure. — 13. 13'. Tronc brachio-céphalique veineux droit et gauche. — 14.14. Veines jugulaires intérieures. — 15. Veine jugulaire externe droite. — 16. Artère pulmonaire. — 17. Artère mammaire interne droite. — 18. Artère mammaire interne gauche. — 19. Paroi thoracique. — 20. Diaphragme. — 21. Paroi abdominale. — 22. Trachée. — 23. Glande thyroïde.

Le poumon droit l'emporte sur le gauche de 60 à 70 grammes chez l'adulte.

Par rapport au poids total du corps, les deux poumons sont d'un quarantième ou d'un cinquantième (Krause), ou d'un trente-septième chez l'homme, d'un quarante-troisième chez la femme (Quain).

Lorsqu'ils sont infiltrés de sérosité, ils peuvent aller jusqu'à 2, 3, 4 kilogrammes ; vides d'air, c'est une masse plus lourde que l'eau, dont le poids spécifique est de 1,015 à 1,056.

Si l'enfant a respiré, le poids spécifique diminue et atteint 0,3429 ; il surnage sur l'eau, et il faut une pression énorme pour enlever à ce poumon l'air qu'il contient. L'évaluation du poids spécifique sert en justice (infanticide). C'est la *docimasie pulmonaire* dont Galien faisait déjà mention.

Couleur. — Insufflé, le poumon est lisse et brillant ; rétracté, il est ridé et mat.

Chez le fœtus, il est rouge brun, comme le foie ; chez l'enfant, d'un blanc rosé (pâle après la mort) ; chez l'adulte, grisâtre et ardoisé. On y voit, vers trente à quarante ans, des traînées noires (chez les animaux domestiques aussi) ; à l'état pathologique, il est violacé et livide.

Sa *consistance* est molle (éponge), il présente le phénomène de la crépitation, est résistant à la déchirure, et offre une grande élasticité, d'où la voussure du diaphragme, et son retrait, quand la cage thoracique est ouverte, ou après la mort.

Il a la *forme* d'un cône irrégulier, à *sommet* arrondi, à *base* oblique, coupé aux dépens de sa partie antérieure, pour se mouler sur le diaphragme, et excavé à sa face interne, pour faire place au cœur.

∴

Sa *face externe costale* est convexe, appliquée contre la paroi thoracique.

Elle répond à la face concave des côtes et aux muscles intercostaux dont elle est séparée seulement par le feuillet pariétal de la plèvre. Elle offre la scissure inter-lobaire oblique, dirigée de haut en bas et d'arrière en avant, et qui commence en arrière à 6 centimètres au-dessous du sommet, pour se terminer à la base de l'organe, en empiétant un peu sur elle.

Simple à gauche, elle circonscrit deux lobes.

Subdivisée à droite par la scissure longitudinale parallèle à la base, elle offre trois lobes : supérieur, moyen (le plus petit) et inférieur.

Les faces par lesquelles ces lobes se correspondent sont planes, recouvertes par la plèvre, lisses, humides. Quelquefois elles s'unissent par quelques points où de la sérosité se collecte et peut simuler un kyste.

On peut noter des anomalies des lobes pulmonaires. Tantôt il y a des scissures incomplètes n'atteignant pas la racine du poumon. Quelquefois, on note trois lobes sur le poumon gauche, et quatre sur le poumon droit.

On a cité des poumons à quatre, cinq, six lobes. Notons, enfin, le lobe surnuméraire de Pozzi, appendice au-dessous du lobe inférieur du poumon droit analogue au *lobus impar* (lobe azygos) des quadrupèdes, qui existe entre le troisième lobe et le diaphragme.

Face interne ou médiastine ou *hile du poumon*. — Pour voir le *hile* on doit inciser la plèvre le long de sa ligne de réflexion du poumon sur la racine, et diviser celle-ci au ras de l'organe.

Le hile est une surface piriforme à grosse extrémité tournée en haut, à pointe inférieure très allongée.

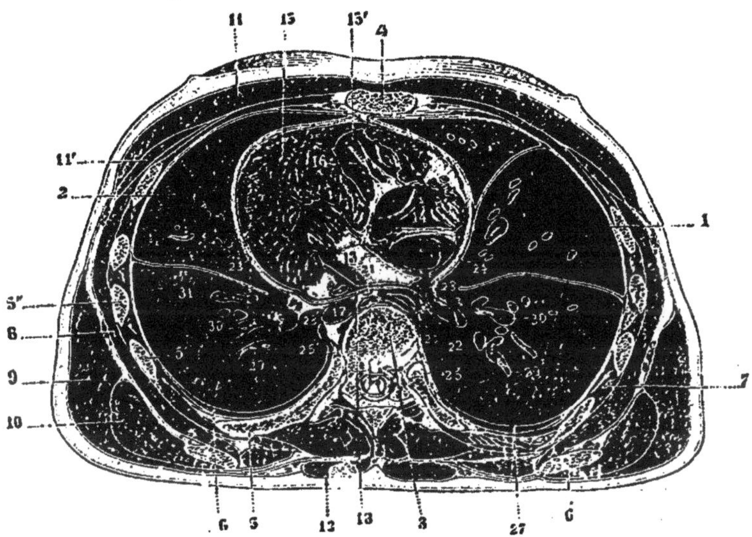

Fig. 4. — *Coupe du thorax passant par le corps de la huitième vertèbre dorsale (d'après Braün)* (segment inférieur de la coupe). — 1. Poumon droit. — 2. Poumon gauche. — 3. Corps de la huitième vertèbre dorsale. — 4. Sternum. — 5. Huitième côte : 5'. 7e côte ; 5". 6e côte. — 6. Omoplate. — 7. Muscles intercostaux. — 8. Grand dentelé. — 9. Grand dorsal. — 10. Grand rond. — 11. Grand pectoral. — 11'. Petit pectoral. — 12. Trapèze. — 13. Oreillette gauche. — 14. Oreillette droite. — 15. Ventricule gauche (Paroi du). — 16. Ventricule droit. — 17. Aorte descendante. — 18. Canal thoracique. — 19. Grande azygos. — 20. Œsophage. — 21. Pneumogastrique gauche. — 22. Pneumogastrique droit. — 23. N. phrénique gauche. — 24. N. phrénique droit. — 25. 25'. Grand sympathique. — 26. Plèvre gauche. — 27. Plèvre droite. — 28. 28'. Pédicule pulmonaire. — 29. Divisions de l'artère pulmonaire. — 30. Divisions de la valve pulmonaire. — 31. Divisions bronchiques.

Il est *situé* dans le deuxième espace intercostal, au niveau de la sixième vertèbre dorsale, est en rapport avec la face interne du poumon, à égale distance du sommet et de la base (pour Richet, plus près du sommet), — plus rapproché de la colonne vertébrale que du sternum, — au niveau du tiers antérieur et des deux tiers postérieurs de la plèvre médiastine.

Sa *forme* est elliptique à gros diamètre vertical :

Sa *hauteur* de 3 centimètres.

Sa *largeur* de 2 centimètres.

Sa *longueur* de 1/2 centimètre.

Sa *direction* oblique de bas en haut.

Il est *constitué* par les bronches, l'artère et la veine pulmonaire, les vaisseaux bronchiques, les lymphatiques et les ganglions, les nerfs, le tissu cellulaire et la paroi pleurale.

Le hile est réuni au diaphragme par les deux lames de la plèvre appliquées l'une contre l'autre (*ligament du poumon*). Au point de vue de la disposition des organes, les veines pulmonaires sont en avant, l'artère au milieu, et les bronches en arrière.

Rapports du hile. En avant. — Médiastin antérieur; à droite, la veine cave; à gauche, le péricarde, le nerf phrénique.

En arrière. — Médiastin postérieur et organes; à droite, la veine azygos, le pneumogastrique; à gauche, l'aorte, l'œsophage.

En haut. — A droite, l'azygos et sa courbe, le thymus; à gauche, le canal artériel.

En bas. — La partie inférieure du médiastin, le ligament du poumon.

Rapports avec la plèvre. En haut. — Elle ne se réfléchit pas.

En bas. — Elle se réfléchit.

Avant. — Se réfléchit.

Arrière. — Se réfléchit.

Derrière le hile. — La face interne répond à : la colonne vertébrale — au médiastin postérieur — au cordon du grand sympathique dont le sépare la plèvre — à l'aorte thoracique en haut et à gauche — à l'œsophage en bas et à gauche — au pneumogastrique droit (droite) — à l'œsophage en haut (droite) — à la veine azygos en bas (droite).

Il y a une dépression verticale qui correspond à ces organes et se continue avec l'empreinte laissée par la sous-clavière et l'œsophage.

En avant du hile. — La face interne est plus étendue aux deux tiers inférieurs, et excavée pour le cœur; l'excavation du poumon gauche est plus profonde et répond en haut à la crosse aortique (tiers supérieur); à gauche à la crosse de l'aorte, au phrénique; à droite, à la veine cave supérieure, au phrénique, au thymus chez le fœtus.

En bas. — Bord gauche et pointe du cœur.

L'excavation du poumon droit répond à l'oreillette droite et à la veine cave supérieure (en haut).

*
* *

Le *bord antérieur* du poumon est mince, ondulé, mobile.

A *gauche* il présente l'échancrure inférieure pour la pointe du cœur; c'est l'échancrure cardiaque; au-dessus, une autre échancrure plus petite pour l'artère sous-clavière.

A *droite*, il offre une échancrure inférieure pour l'oreillette droite, une échancrure supérieure pour la veine cave supérieure. Il est à noter que les bords des deux poumons s'avancent plus ou moins sur le cœur surtout chez les emphysémateux.

∴

Le *bord postérieur* du poumon est épais, arrondi; c'est une sorte de face plus

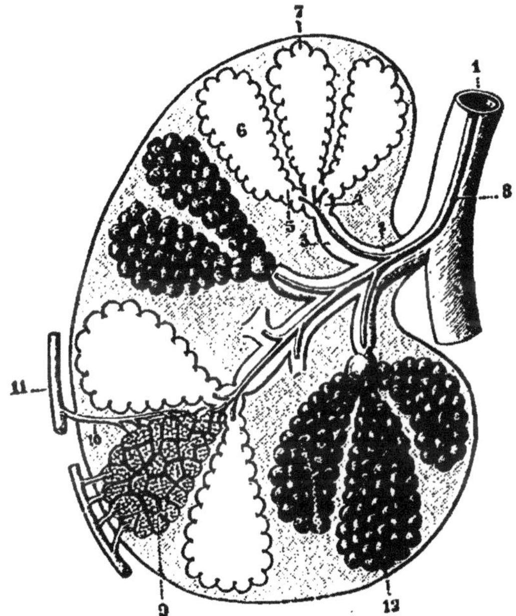

Pl. 5 — *Lobule pulmonaire (schéma) (d'après Testut)*. — 1. Bronche. — 2. Bronche intralobulaire. — 3. Bronche terminale. — 4. Vestibule. — 5. Canaux alvéolaires. — 6. Infundibula. — 7. Alvéole d'un acinus pulmonaire (en coupe). — 8. Rameau de l'artère pulmonaire. — 9. Réseau capillaire des alvéoles. — 10. Racine de la veine pulmonaire. — 11. Veine pulmonaire. — 12. Acinus pulmonaire.

longue que le bord antérieur (double). Il occupe la gouttière costo-vertébrale.

∴

La *base* est large et concave; elle reproduit la courbure du diaphragme, est oblique en bas, en arrière et en dehors.

A droite, elle est plus excavée pour le foie, mais moins à gauche pour la rate et l'estomac.

La circonférence de la base est sinueuse, convexe dans sa portion externe, concave dans sa portion interne.

L'angle que fait cette base avec les faces externe et interne est un angle aigu, aussi le bord inférieur du poumon est très mince, moins en dedans où il repose sur le diaphragme, qu'en dehors où il pénètre dans l'angle rentrant formé par le diaphragme et la paroi thoracique.

∴

Le *sommet* du poumon est arrondi, il répond :

En dehors à la première côte qu'il déborde de 12 à 15 millimètres, et au niveau de laquelle il présente une dépression.

En dedans à l'artère sous-clavière (gouttière), à l'origine de l'artère intercostale supérieure, au ganglion cervical inférieur du grand sympathique, et à la branche antérieure de la première dorsale.

Braun, contrairement à Ruedinger, admet que le sommet du poumon droit irait un peu plus haut que celui du poumon gauche.

∴

Physiologie. — Elle se résume dans la fonction respiratoire qui est due à l'*élasticité pulmonaire*, d'où le retrait du poumon chez le cadavre.

L'*inspiration* est due à la dilatation de la cage dans tous ses diamètres, surtout grâce au diaphragme qui forme piston.

Les côtes se relèvent, prennent la ligne horizontale, aidées par les muscles surcostaux, les scalènes, le petit dentelé postérieur et supérieur. Dans l'inspiration forcée, le sterno-cléido, le grand dentelé, le grand pectoral, le grand dorsal et les intercostaux (??). Il y a trois types de respiration : le type abdominal, — costo-supérieur — et costo-inférieur.

Dans l'*expiration*, il y a affaissement du thorax, grâce à l'élasticité pulmonaire, à la compression des intestins pleins de gaz, et à certains muscles : le triangulaire du sternum, le petit dentelé postérieur et supérieur, les deux obliques, le transverse, le grand droit. On note des modifications dans les organes voisins : glissement des plèvres par la pression inférieure à l'atmosphère dans le poumon, aspiration dans les veines pulmonaires.

Les voies aériennes réchauffent l'air, le rendent plus humide, le débarrassent des corps étrangers.

Echange pulmonaire. — Dans le sang, l'oxygène (*Magnus*, *Cl. Bernard*, *Fernet*) se combine avec l'hémoglobine (oxy-hémoglobine) : l'acide carbonique est libre et se combine avec le sérum.

LOBULE PULMONAIRE

On entend par *lobules pulmonaires*, de petites dilatations situées aux extrémités des canalicules les plus déliés. Leur réunion forme le parenchyme pulmonaire; le *nombre* en est très grand ; le *volume* est d'un demi ou d'un centimètre au plus.

Ils sont arrondis, mais en réalité polygonaux, puisqu'ils se trouvent les uns contre les autres. Il y en a de trois sortes :

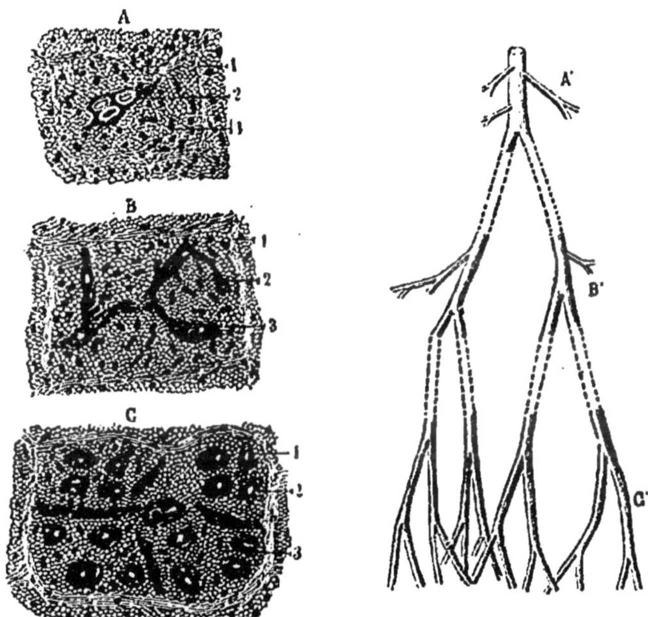

Pl. 6. — *Divisions de la bronche lobulaire* (schéma de Grancher). — A. B. C. Coupes transversales pratiquées au niveau des trois étages des lobules. — A' B' C'. Divisions de la bronche lobulaire. — 1. Espace périlobulaire. — 2. Espace intralobulaire. — 3. Espace alvéolaire.

A la superficie du poumon (polygonaux) ; au bord antérieur et au pourtour de la base (cunéiformes); à la profondeur du poumon (aucune régularité).

Rapports. Face externe : Le lobule est séparé des lobules voisins par une capsule de tissu conjonctif dans laquelle passent des veines, des lymphatiques, des nerfs.

La *base* est en rapport avec le tissu conjonctif sous-pleural.

Le *sommet* se continue avec le pédicule.

Il est formé des divisions bronchiques, du rameau de l'artère pulmonaire, de l'artère et des veines bronchiques, de filets nerveux, et de lymphatiques.

Si nous étudions d'abord le pédicule, nous voyons qu'il est formé de la bronche lobulaire, d'un rameau de l'artère pulmonaire, d'un rameau bronchique, d'un rameau de la veine bronchique, de filets nerveux et de lymphatiques.

*
* *

Bronche lobulaire. — On distingue deux parties : en dehors du lobule et en dedans du lobule, d'où la division en bronche sus-lobulaire (pédicule) et bronche intra-lobulaire.

Son *calibre* varie, selon le lobule, de 5 millimètres à 1 centimètre.

La bronche intra-lobulaire se *dirige* vers le centre du lobule et donne :

(*a*) Des branches perpendiculaires (les plus volumineuses : divisions de 1er ordre) ;

(*b*) D'autres qui prolongent (divisions du 2e, 3e, 4e ordre) en devenant plus petites, mais peu proportionnelles à la division bronchique. Au fur et à mesure qu'elles se multiplient, elles deviennent de plus en plus courtes et à directions de plus en plus irrégulières.

Aux divisions des bronches intra-lobulaires correspondent autant de segmentations incomplètes du lobule.

Cependant les segments des lobules ne sont pas complètement isolables les uns des autres; les plus petits s'unissent dès la 2e période de la vie. Les plus gros sont séparés par une lame celluleuse chez le fœtus et l'enfant. Plus tard, ils sont entourés par du tissu cellulaire. Chez les vieillards, les lobules sont soudés en quelques points.

Quand deux lobules sont voisins, il y a souvent ouverture des bronches par un orifice commun ; c'est un éperon qui les sépare.

Quelquefois, il y a ouverture de la bronche dans trois lobules avec des éperons.

Le sommet du lobule primitif est moins large que le canalicule avec lequel il communique ; l'orifice est plus petit, d'où le murmure respiratoire.

Structure. — *a.* La couche externe est *fibreuse* (fibres élastiques; pas de noyaux cartilagineux ; pas de glandes).

b. La couche *musculaire* est formée de fibres musculaires lisses ; ce n'est pas une couche continue, mais ce sont de petits faisceaux, de petits sphincters. Elle disparait aux dernières divisions.

c. La couche *élastique* est formée de fibres élastiques longitudinales, croisant à angle aigu les fibres normales.

d. La couche *muqueuse* est formée de cellules cylindriques à cils vibratiles ; le derme est riche en fibres élastiques. Il est séparé de l'épithélium par une membrane hyaline unie à la suivante par du tissu conjonctif lâche.

Rameau de l'artère pulmonaire. — L'artère pulmonaire ne fournit rien aux bronches; elle est entièrement destinée aux lobules.

Le rameau suit la direction de la bronche intra-lobulaire, et se divise en autant de rameaux qu'il y a de lobules primitifs.

Il forme sur la périphérie du lobule un réseau à mailles communiquant avec celles des réseaux voisins.

De ce réseau périphérique émanent des artérioles qui se répandent sur les parois des alvéoles et forment un second réseau très délié ou s'accomplit l'*hématose*.

Donc le sang va de la périphérie au centre, et l'air va du centre à la périphérie.

Rameaux de la veine pulmonaire. — Ils naissent de la bronche intra-lobulaire et des lobules primitifs.

Les premiers se réunissent aux veines des lobules primitifs.

Ceux-ci viennent des capillaires des alvéoles, se dirigent vers la périphérie en cheminant dans les cloisons inter-alvéolaires, et s'unissent à celles des lobules voisins en formant des ramuscules qui vont vers les facettes du lobule. Il y a des anastomoses avec d'autres vésicules qui cheminent dans les espaces inter-lobulaires, puis aux bronches plus importantes.

L'*artère bronchique* se distribue aux bronches de tout calibre, et s'épuise dans les bronches sus-lobulaires, sans pénétrer dans le lobule.

Les *veines bronchiques* ne vont que jusqu'aux grosses bronches et à leurs ramifications; aussi les bronchioles n'ont pas de vésicules. Elles sont remplacées par des vésicules émises par la veine pulmonaire, avant qu'elle ne se détache du pédicule, pour gagner l'espace périlobulaire.

Les *lymphatiques* ont une origine peu observée. On pense qu'ils viennent de réseaux qui recouvrent la bronche intra-lobulaire et les parois des alvéoles. Les lymphatiques des alvéoles sont plus nombreux que ceux des bronches. Tous convergent vers le hile (ganglions broncho-pulmonaires).

Les *nerfs* entourent les canaux bronchiques, et se prolongent probablement jusque dans les lobules.

Le *tissu conjonctif* forme une gaine lâche autour des organes du pédicule.

∴

Si nous étudions ensuite la *bronche inter-lobulaire* qui, avec l'acinus et les alvéoles, forme le lobule, nous voyons qu'elle vient de la bronche sus-lobulaire; elle se divise en bronches de second ordre qui se divisent, en se terminant, par des conduits très courts ou *bronches acineuses*, dans un groupe d'alvéoles dont l'ensemble constitue un *acinus pulmonaire*.

Pour Rindfleisch et Charcot, la bronche ne se bifurque qu'au niveau de la base du lobule, et fournit de très fines branches dans son trajet. Au centre de chaque lobule, il n'y a qu'un seul espace interlobulaire.

Pour Grancher, la bronche ne fait pas qu'émettre des bronches collatérales; ce sont des divisions dichotomiques; d'où, au début, on a deux bronches collatérales; au tiers moyen, on a 4 bronches; au tiers inférieur, on a 8 bronches.

Comme structure, nous avons une tunique externe, *fibreuse*, moins épaisse que dans la bronche sus-lobulaire, une tunique *musculaire* épaisse et une tunique *muqueuse*, comme pour les bronches sus-lobulaires (La couche sous-muqueuse présente un certain développement des fibres élastiques longitudinales).

∴

Si nous étudions enfin l'*acinus pulmonaire*, nous notons une division ultime de la bronche intra-lobulaire ; c'est la bronche acineuse.

La bronche acineuse est d'abord rétrécie, puis s'évase (*vestibule*). De ce vestibule partent les conduits alvéolaires qui vont à l'acinus pulmonaire.

La forme de l'acinus est celle d'une pyramide, dont le sommet correspond à la bronche acineuse et la base à la périphérie.

Le diamètre est de 1 millimètre.

Il est séparé des voisins par une capsule conjonctive.

Aspect. — Les parois sont bosselées, couvertes de dépressions séparées par de minces cloisons ; ce sont les *alvéoles pulmonaires*. De plus, les parois des conduits alvéolaires présentent des dépressions en cul-de-sac, tapissées par des alvéoles ; ce sont les *infundibula*.

∴

Structure des alvéoles. — 1° *Charpente.* Membrane propre, mince, hyaline, souple, avec un noyau pour les uns, avec un faisceau conjonctif et des cellules plates pour d'autres.

Les fibres élastiques, doublant les membranes circulaires, forment des anneaux autour des conduits alvéolaires et des orifices des alvéoles. Quelquefois il y a des fibres musculaires striées jusqu'aux alvéoles.

Pour Grancher il y a 3 variétés de fibres :

a. Des fibres d'orifice : circonscrites à l'ouverture alvéolaire, accolées et parallèles.

b. Des fibres communes : elles côtoient plusieurs orifices d'alvéoles.

c. Des fibres du sac : ce sont des fibres communes se détachant des anneaux, et se portant en sautoir sur l'ampoule alvéolaire.

2° *Épithélium.* Les cellules sont formées de 2 parties :

Une partie granuleuse, renflée, avec un noyau adossé à la partie correspondante de la cellule voisine ;

Une partie transparente.

3° *Circulation sanguine.* Artère bronchique : Tissu conjonctif, poumon, ganglions lymphatiques, tunique extérieure, vaisseaux pulmonaires, bronches ;

Veines bronchiques : Ne vont que jusqu'aux ramifications de 4e et 5e ordre.

Artère pulmonaire : Il y a des capillaires à la périphérie de l'acinus; pas d'anastomose avec les ramifications de l'artère bronchique, ce sont des capillaires très riches, à lumière étroite, qui laissent passer juste un globule et forment des mailles.

Les veines pulmonaires viennent des bronchioles et des espaces péri-lobulaires.

4° *Circulation lymphatique.* Vient : *a.* Des ramifications bronchiques à alvéoles; *b.* Du système vasculaire. Il y a aussi un 2e groupe. *a.* Suivent divisions bronchiques et vont à la racine du poumon; *b.* Réseau à la surface du poumon, sous la membrane séreuse.

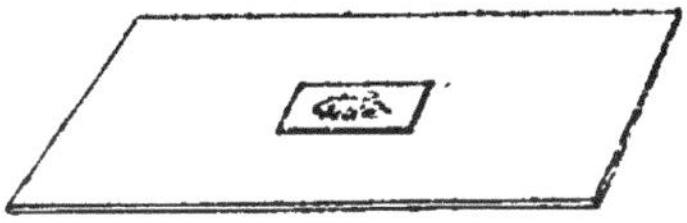

Pl. 7. — *Lame disposée pour la recherche du bacille de Koch.* Elle contient un peu de crachat de tuberculeux desséché et coloré avec le liquide de Ziehl. Par-dessus est une lamelle.

∴

Physiologie. — *L'épithélium pulmonaire* donne les déchets, les crachats; son atrophie produit l'emphysème; on peut voir l'hypertrophie, l'irritation, l'hépatisation, le cancer du poumon.

Les *capillaires sanguins* occupent les trois quarts du poumon (150 mètres carrés). Ils représentent 2 litres de sang, et en 24 heures, il passe 20,000 litres dans le poumon.

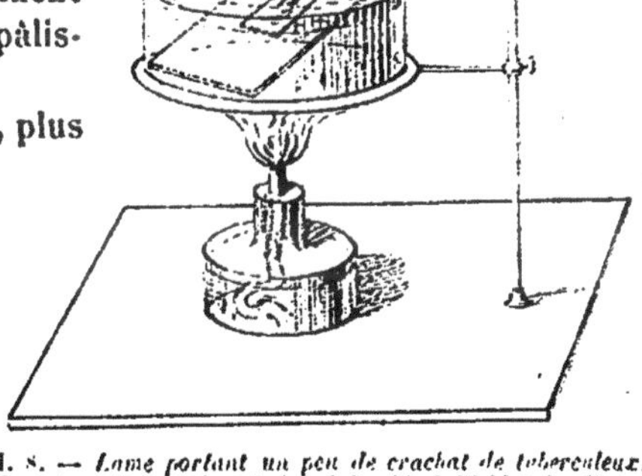

Pl. 8. — *Lame portant un peu de crachat de tuberculeux.* La préparation est plongée dans le liquide de Ziehl et chauffée.

Dans la *respiration*, les lobules deviennent roux au moment de l'inspiration, et pâlissent au moment de l'expiration.

Donc, plus le poumon contient d'air, plus il contient de sang.

Le passage de l'air détermine le bruit d'inspiration et d'expiration (ce dernier, à l'état normal, ne se perçoit que dans sa 1re partie).

Le murmure respiratoire siège dans la glotte (Beau); il vient aussi du déploiement de la vésicule (?), du frottement de l'air contre les parois. En somme, il est multiple (décollement, air, bronches, glotte).

Les *modifications chimiques* consistent dans la diminution de l'oxygène, l'augmentation de l'acide carbonique. C'est un échange du sang qui devient de couleur rutilante par l'action de l'oxygène. Le globule est plus plat et plus réfringent.

3° PHTISIE PULMONAIRE

Historique.

Hippocrate s'était déjà occupé de la question, mais pour lui un phtisique *naissait phtisique* : il ne considérait pas la maladie comme contagieuse : elle s'installait de seize à trente-six ans et il attachait, de plus, une grande importance aux symptômes concomitants, tels que l'hémoptysie, la chute des cheveux, la forme des doigts, des ongles... (ongle hippocratique). C'était, pour lui, une sorte de suppuration, n'ayant pas pour cause la spécificité, mais due plutôt à une ulcération du poumon, à un *dépôt de sang*... On le voit, la conception d'Hippocrate était assez originale. Celle d'Arétée, qui faisait de la phtisie une suppuration venant des côtes, ne l'était pas moins; il confondait probablement l'empyème avec les affections pulmonaires.

C'est Sylvius, le premier, qui découvrit les tubercules; c'était déjà un progrès, mais quelle conception! Pour lui ce sont de petites glandes, de petits ganglions hypertrophiés et suppurés.

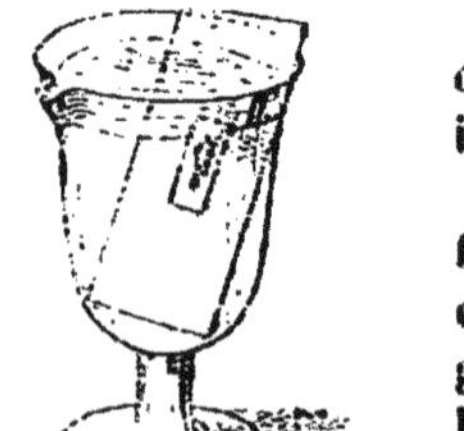

Pl. 9. — *Lame contenant un peu de crachat de tuberculeux.* La préparation ayant subi la coloration par la méthode de Ziehl est décolorée par une solution d'acide chlorhydrique.

En 1689, Morton, après des recherches sur la phtisie, en arriva à conclure à la spécificité de la maladie, mais il eut le tort de distinguer quatorze espèces de phtisies.

Enfin, à une époque plus rapprochée de nous, Bayle fit une description du tubercule et de sa dégénérescence caséeuse. Pour lui, les poumons sont farcis de petites granulations, de granulations miliaires, qui provoquent leur ulcération; puis il rentre dans les idées de Morton, et établit une distinction entre les différentes sortes de phtisie : pour lui il y en a six.

C'est alors que Laënnec, avec son autorité, affirme l'unité de la phtisie, et soutient que la tuberculose peut se développer non seulement dans le poumon, mais dans d'autres organes, et alors on peut avoir la forme de *tubercules miliaires* qui présentent de petits grains gris, cartilagineux, de grosseur variant du grain de millet à l'amande; — ou de *granulations miliaires tuberculeuses*, granulations incolores, disséminées..., ou enfin d'*infiltration grise*.

En 1847, Virchow soutint qu'il existe une *cellule tuberculeuse*, et que la caséification n'est que le résultat de produits inflammatoires transformés. Il fait presque rentrer le tubercule dans la classe des tumeurs lymphatiques.

Au contraire, Robin affirme que la matière tuberculeuse et le tubercule évoluent isolément, que la granulation grise est un produit spécial, et que ce n'est pas du pus concrété comme le voulait Virchow.

Citons enfin, dans notre historique, un travail d'Andral qui décrit la forme suffocante de la phtisie: nous en arrivons enfin à la grande découverte de *Villemin* qui proclame l'inoculabilité du tubercule.

A côté de ces opinions, n'oublions pas celle de Cornil et d'Hérard qui admettent une théorie dualiste et considèrent que la granulation tuberculeuse et les foyers de pneumonie tuberculeuse doivent être considérés isolément; — celle de Grancher et de Thaon qui, continuant les idées de Laënnec (théorie uniciste), affirment que la granulation décrite par Virchow n'est que le premier stade du tubercule, mais qu'il n'y a pas de distinction à établir entre eux deux.

Ils reconnaissent des formes à la tuberculose, forme aiguë (ou pneumonique), forme lente (commune), forme suraiguë (ou granulique), mais soutiennent que dans toutes ces formes il n'y a qu'un seul tubercule, qui diffère par son volume ou par la proportion plus ou moins grande de matière caséeuse qui entre dans sa formation.

Enfin, nous savons qu'en 1865, Villemin publia ses travaux sur l'inoculabilité du tubercule aux animaux; en 1873, Buhl soupçonnait déjà que la cause de la tuberculose était due à une infection microbienne, et enfin Koch en 1882, isola et cultiva le microbe qui porte son nom.

∴

Méthode pour reconnaître le bacille de Koch.

Il est bon qu'un médecin sache le reconnaître et le colorer. C'est d'une pra-

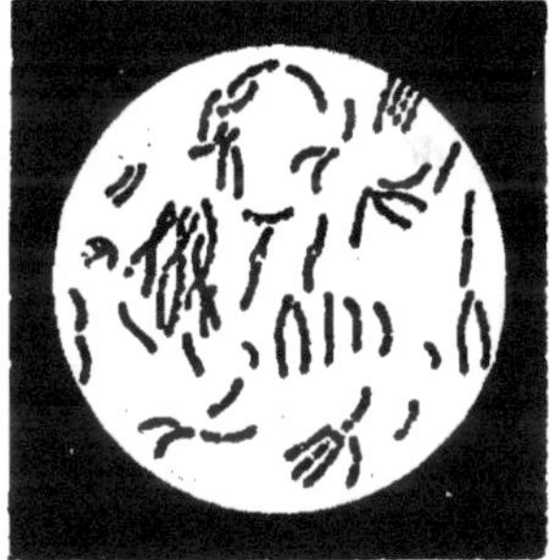

Pl. 10. — *Bacille de Koch.*

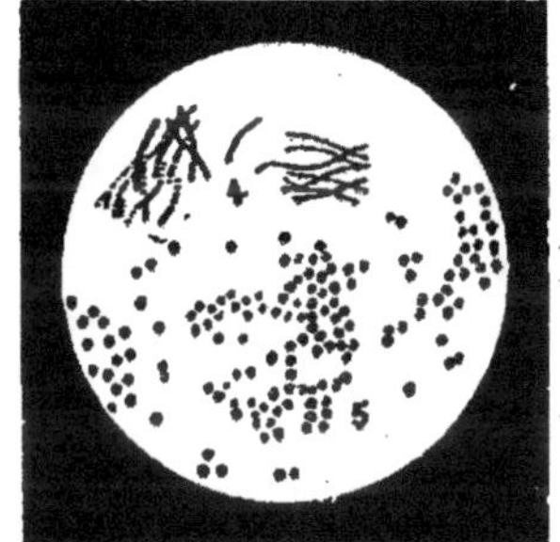

Pl. 11. — *Bacille de Koch associé au gonocoque (microbes du vagin).*

tique constante, et il est souvent fort utile de pouvoir affirmer ainsi d'une façon certaine un diagnostic.

La méthode la plus employée est la méthode de Ziehl. Elle est basée sur ce fait que la coque qui entoure le bacille étant très résistante, il faut pour la colorer les trois éléments suivants : *chaleur*, *couleur basique d'aniline* et *alcool.*

Le liquide colorant dont on se sert est le liquide de Ziehl. Pour l'obtenir on mêle dans un verre :

Fuschine.. 1 gramme.
Alcool absolu...................................... 10 grammes.

puis, en agitant, on ajoute :

Eau phéniquée à 1/20.............................. 100 grammes.
(*Filtrer*).

On prend un peu du liquide, qu'on met dans un godet, et on y trempe la préparation (lame portant un peu de crachat, par exemple, desséché préalablement à la flamme).

On chauffe doucement le tout pendant un quart d'heure au minimum. Tout est coloré, préparation et bacilles.

Pour décolorer on se sert d'une solution d'acide nitrique ainsi faite :

Acide nitrique..	1/3
Eau..	2/3

et on prend deux verres à pied contenant, l'un de l'eau pure, l'autre la solution d'acide nitrique. Après avoir trempé la lame alternativement dans l'un et l'autre verre, on arrive à obtenir une décoloration complète de la préparation. Les bacilles, seuls, restent colorés en rouge.

Si on se sert, non pas de crachats de tuberculeux, mais de coupes d'organes, il faut laisser la préparation dans le colorant, pendant vingt-quatre heures (Voy. fig. 7, 8, 9, 10 et 11).

∴

Étiologie. — Contagion.

Ce fut donc Villemin qui, par ses inoculations, démontra la virulence de la phtisie. Et, en effet, si on introduit un peu de crachat de tuberculeux, ou de matière tuberculeuse dans l'oreille d'un cobaye, on voit une inoculation se produire, et des granulations tuberculeuses se développer.

Il parait démontré que cette infection est d'autant plus violente que le nombre des bacilles est plus grand ; on en trouve en effet beaucoup dans les infections rapides. Dans les formes lentes, on est tout surpris de trouver deux ou trois bacilles seulement dans les cellules géantes. Pour Cornil et Letulle, les bacilles de Koch seraient rares dans les masses caséeuses, les ganglions scrofuleux, ainsi que dans le lupus.

On trouve aussi ces microorganismes dans les liquides pleuraux et péritonéaux, lorsqu'ils sont atteints par l'infection. L'urine, le sperme, le lait, peuvent en contenir également, Pour Villemin, les sérums seraient moins dangereux que les crachats et l'haleine. L'inoculation par le sang peut se faire.

Que faut-il croire de ces prétendues tuberculoses dues à l'injection d'un produit non tuberculeux? Rien, sinon qu'il y a eu une erreur d'interprétation, que l'animal en expérimentation était déjà porteur d'une tuberculose latente, ou que l'instrument avec lequel a été faite l'inoculation était malpropre et contenait le bacille de Koch.

On sait que Chauveau est parvenu à rendre tuberculeux des chiens, en leur faisant absorber des crachats de tuberculeux. Cette expérience est cependant moins certaine, parce que les sucs de l'estomac peuvent détruire, sinon les spores, du moins les bacilles.

Bien plus concluante est l'expérience de Tappeiner (de Munich) qui a conféré la tuberculose à des animaux, en les faisant vivre dans un air où l'on avait répandu, à l'aide d'un pulvérisateur, des crachats de phtisiques. On comprend alors la coutume qu'ont certaines peuplades du Midi de brûler les vêtements qui ont appartenu à un phtisique (Damaschino).

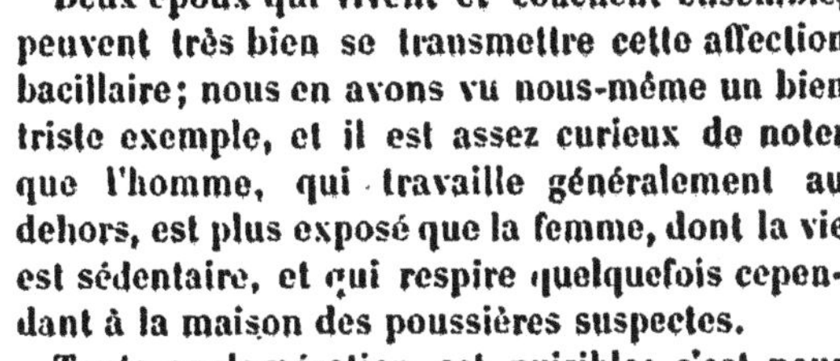

Fig. 12. — *Bacille de la lèpre tuberculeuse.*

La tuberculose n'est pas seulement inoculable, elle est aussi contagieuse. Cette contagion peut se faire par transmission ou par hérédité.

Deux époux qui vivent et couchent ensemble, peuvent très bien se transmettre cette affection bacillaire; nous en avons vu nous-même un bien triste exemple, et il est assez curieux de noter que l'homme, qui travaille généralement au dehors, est plus exposé que la femme, dont la vie est sédentaire, et qui respire quelquefois cependant à la maison des poussières suspectes.

Toute agglomération est nuisible; c'est pour cela que l'armée fournit un contingent si fort :

452 sur 1000 décès (France)
782 — — (Angleterre)

Le corps d'armée de Paris est plus sujet à l'infection que d'autres. Les prisonniers donnent une mortalité par tuberculose assez forte aussi. Cette contagion se fait par les crachats qui sont desséchés et pulvérisés, et ont les poussières comme véhicule.

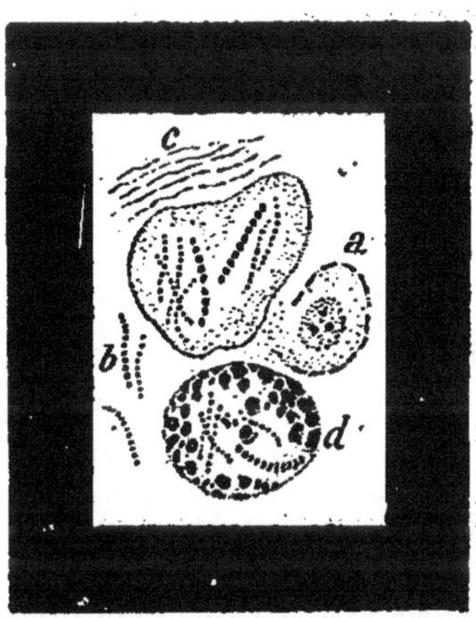

Fig. 13. — Crachats de tuberculeux contenant des bacilles de Koch. — *a*, bacilles isolés; *b*, bacilles isolés; *c*, bacilles situés dans une cellule épithéliale; *d*, bacilles situés dans une cellule pigmentée (*d'après Cornil et Babès*).

Certains animaux, comme la vache, le lapin, paraissent ne pas échapper à l'infection; chez d'autres, au contraire, elle semble inconnue. L'homme, tout en fournissant une assez forte proportion, comme mortalité, résiste assez bien. Chez lui, elle peut se faire de bien des manières, par ingestion de substances tuberculeuses, par contagion directe (piqûre anatomique, blennorrhagie contractée avec une femme tuberculeuse), ou par inhalation de poussières renfermant des crachats de tuberculeux.

Il y a enfin la grande question de l'hérédité, qui a toujours préoccupé les auteurs. Hérite-t-on fatalement de cette affection redoutable? Y sommes-nous voués sans retour? Il est admis maintenant que l'enfant d'un tuberculeux hérite, non pas de l'affection elle-même, mais d'une prédisposition à la contracter. L'hérédité directe, celle du bacille, ne paraît se faire que si les parents sont tuberculeux au moment de la conception, et alors, dans ce cas, — c'est encore Villemin qui l'a constaté, — l'infection se fait par voie placentaire. La propriété qu'ont les enfants, nés de parents tuberculeux, de contracter la tuberculose est mise en relief par l'observation de Tissot qui a vu mourir de phtisie, vers l'âge de quatorze à dix-huit ans, quatorze frères et sœurs.

Il est assurément des causes adjuvantes de la contagion. L'*âge* paraît avoir une certaine influence; c'est entre vingt et quarante ans qu'on est le plus apte à recevoir l'infection. Si le *climat* a peu d'action sur l'éclosion de la maladie, il n'en est pas de même de l'*altitude;* il y a peu de tuberculeux dans les montagnes et, à partir de 2000 mètres, les germes n'existent plus. L'*influence des milieux* est énorme; on a d'autant plus de chances d'infection que l'air est vicié, confiné, et qu'il contient de matières inoculables. Le *froid* et l'*humidité* ont peu d'action.

Il n'en est pas de même de certaines *affections débilitantes, cachectisantes*, le rétrécissement de l'œsophage, le cancer de l'estomac, les excès, la mauvaise alimentation, etc. Pour Fonssagrives, il y a, au moment de la puberté, l'influence de l'activité génésique.

Les affections portant sur l'appareil respiratoire y prédisposent; les maladies dues au ralentissement de la nutrition également (diabète)... la syphilis, la grossesse, la lactation, etc.

*
* *

Anatomie pathologique.

Il y a tout d'abord des lésions locales se manifestant par de l'irritation, de l'infiltration; c'est ce qui forme les granulations grises, les nodules jaunâtres. Ces nodules renferment, au centre, une cellule géante entourée par des cellules épithélioïdes et des cellules lymphoïdes. Tout autour, une zone qui peut, ou bien s'accroître, ou bien devenir fibreuse.

Quant à l'infection, elle peut se faire par le poumon, par les vaisseaux sanguins, ou par les lymphatiques.

Parmi les éléments anatomo-pathologiques de la tuberculose, nous distinguerons les granulations miliaires, les cellules géantes, le tubercule.

Les *granulations miliaires* ont comme diamètre 1/20 ou 1, 2, et même 3 millimètres. Leur volume est donc assez grand; leur consistance est assez ferme, presque cartilagineuse. Ils adhèrent aux tissus voisins, et, pour Cornil, les premiers tubercules siégeraient le long des vaisseaux.

On en voit quelquefois en grande abondance dans le poumon; d'autres fois, de petites traînées, seules, sont apparentes. Il est des cas où elles sont tellement confluentes qu'elles peuvent tuer par asphyxie.

Les *cellules géantes* n'appartiennent pas seulement au processus tuberculeux; on les trouve également dans les sarcomes (Virchow), et dans certaines tumeurs, elles sont formées par une agglomération de cellules endothéliales hypertrophiées grâce à l'influence des bacilles.

Il a été décrit par Champeil, tout autour des granulations en voie de trans-

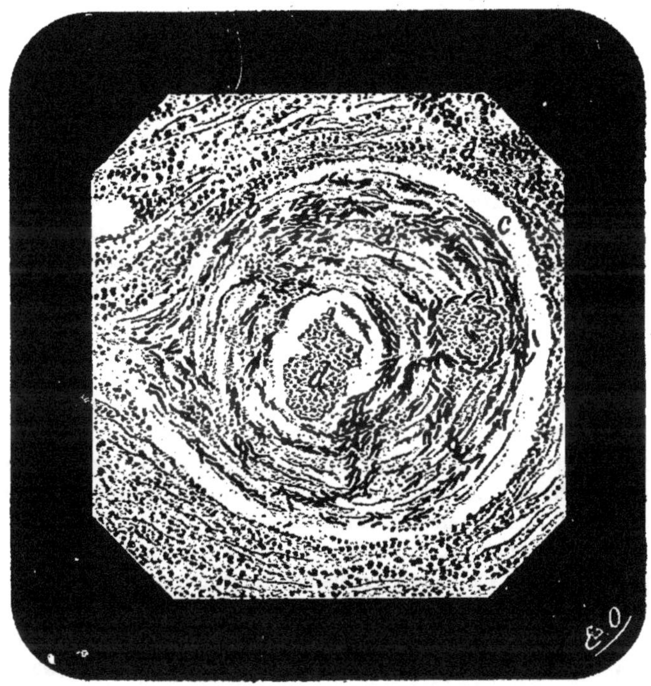

Pl. 11. — Bacilles dans un tubercule fibreux de poumon. — *a*, lésions de pneumonie interstitielle et anthracose; *b*, bacilles de Koch; *c*, coques; *d*, séquestre au milieu d'une perte de substance (*d'après Cornil et Babès*).

formation fibreuse, une coque formée d'un tissu réticulaire, et qui semble destinée à s'opposer à la migration des bacilles.

Les *tubercules* sont de petites masses blanchâtres contenant d'autres petites masses d'aspect caséeux. La présence de ces tubercules donne plus tard au poumon l'aspect du « fromage de Roquefort ».

Il y a, au centre du tubercule, une zone formée de matière caséeuse : on y trouve quelquefois quelques vestiges de la bronche qui lui a donné naissance.

Tout autour, se trouvent des cellules embryonnaires, des vaisseaux plus ou moins turgescents. Les bacilles sont répandus dans ce milieu; non seulement le bacille de Koch, mais aussi les autres microbes d'infection banale. C'est au sommet qu'est le siège des lésions pulmonaires, et, d'une manière précise, au point où la bronchiole se termine dans le lobule; quelquefois les extrémités des bronches en sont obstruées.

Ce sont les lymphatiques surtout qui amènent la tuberculose; on trouve donc surtout des bacilles dans les ganglions : les granulations sont disposées le long des bronches.

Il est enfin une question intéressante au premier chef, c'est de savoir comment évolue le tubercule; c'est en effet expliquer ainsi la guérison, ou, au contraire l'aggravation de la maladie.

Une première forme est la *caséification*, caséification due peut-être à l'absence de vaisseaux qui amène la transformation granulo-graisseuse des cellules (*Charcot*). Ces masses caséeuses se ramollissent par dissolution, ou peut-être par une fermentation spéciale due à certains germes. La fonte du tubercule est donc un de ses modes de terminaison; c'est un de ses plus fréquents.

Une autre forme est la *transformation fibreuse*. Cette forme peut atteindre les granulations (c'est ce que Cruveilhier appelait les granulations de guérison) et en effet dans ces éléments anatomiques, la zone embryonnaire est plus développée que dans le tubercule. Le tubercule fibreux est un tubercule en voie de guérison; Virchow croyait au contraire qu'il était moins parfait que le tubercule cellulaire.

On voit à la périphérie du nodule des fibrilles conjonctives qui apparaissent en grande abondance. Les noyaux un peu volumineux présentent une masse comme du mastic, infiltrée de sels calcaires.

La guérison d'un sommet tuberculeux se fait donc grâce à une réparation fibreuse qui circonscrit les lésions, mais qui, malheureusement, altère la structure des tissus.

Les cavernes pulmonaires proviennent de la fonte cellulaire; elles contiennent un liquide épais, crémeux, quelquefois séro-purulent; leur volume est variable et peut aller depuis celui d'un œuf de pigeon jusqu'à celui d'un œuf de poule.

Y a-t-il eu *phtisie granuleuse aiguë*, on trouve à l'autopsie des poumons rosés ou pâles, emphysémateux, farcis de granulations miliaires. Cette affection est d'abord localisée aux rameaux bronchiques.

La *pneumonie caséeuse* ne siège en général qu'à un seul poumon, qui est transformé en masse jaunâtre à coupe marbrée. En général, le poumon droit est plus pris que le gauche; il y a une lymphangite spécifique qui aboutit aux ganglions intra-pulmonaires. Sous les plèvres, on aperçoit de petites masses tuberculeuses qui font saillie.

La *phtisie aiguë* procède généralement par poussées successives. On trouve à l'autopsie des lésions de tuberculose pneumonique, et plus ou moins de pus.

Dans la *phtisie chronique*, on trouve des tubercules à toutes les formes et à tous les degrés ; on rencontre des foyers caséeux qui laissent des cavernes. Quelquefois un peu de pleurésie concomitante.

Dans la *phtisie fibreuse*, la formation fibreuse l'emporte sur la caséification. On trouve des adhérences intimes des deux foyers de la plèvre qui devient une membrane à mailles serrées. Le tissu pulmonaire devient un réticulum.

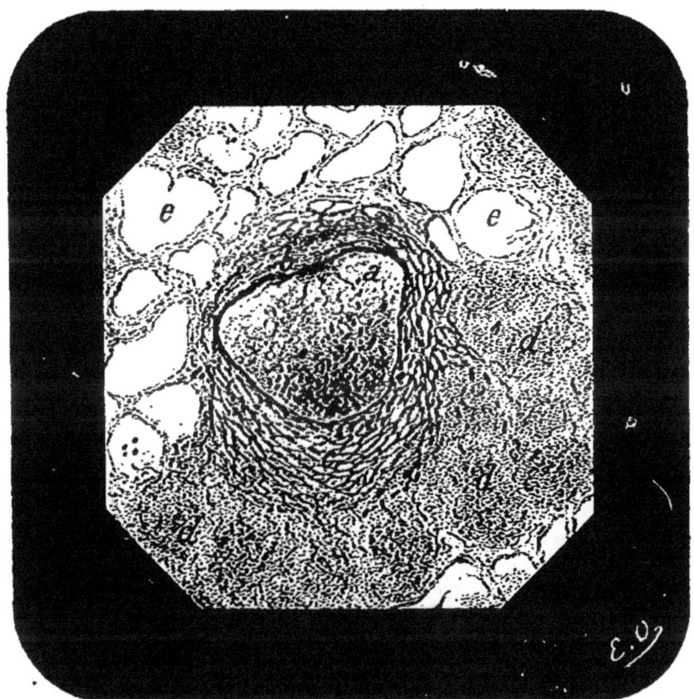

Fi. 15. — Tuberculose miliaire du poumon. — *a*, bacilles remplissant une veine ; *b*, paro ide la veine ; *c*, paroi veineuse dissociée et infiltrée ; *d*, alvéoles pulmonaires pleins de fibrine ; *e*. alvéoles.

Comme lésions secondaires, on peut trouver toutes les formes d'infections. Il peut y avoir des foyers de pneumonie, de pleurésie sèche ou avec épanchement ; on peut trouver du pneumothorax, de la bronchite, de la congestion pulmonaire, de l'emphysème, etc.

Phtisie pulmonaire.

La phtisie pulmonaire, dont nous venons de voir les causes diverses de production et l'anatomie pathologique, se divise en :

Phtisie aiguë.

Phtisie suraiguë.

Phtisie chronique.

La cause en est toujours le bacille de Koch. C'est une forme contagieuse et épidémique. Y a-t-il hérédité? Non, mais il y a hérédité d'un tempérament, délicat, faible. On peut l'avoir à tout âge et dans tous les sexes; peut-être plutôt dans le sexe masculin. C'est souvent sur une constitution robuste qu'elle s'établit (18 fois sur 21 chez les gens en bonne santé).

L'invasion peut être facilitée par les excès, les fatigues, mais aussi elle est souvent secondaire à une bacillose locale. Il faut noter l'influence des épanchements pleuraux.

Il y a des maladies prédisposantes : la rougeole, la grippe, la coqueluche, le diabète, l'alcoolisme, la grossesse, etc.

Au point de vue de la *pathogénie*, il faut distinguer la tuberculose miliaire aiguë et la tuberculose massive.

Tuberculose miliaire. — D'abord Laennec unifie la phtisie granuleuse et la phtisie tuberculeuse. Puis Waller en fait une maladie aiguë analogue à la fièvre typhoïde; enfin, Empis en sépare la granulie et en fait une maladie générale.

Il y a des tubercules et des bacilles dans les parois vasculaires; ils ont été trouvés par Weigers-Mügge avant le bacille de Koch. Hanon les a vus dans les parois des veines, dans l'artère pulmonaire.

Il y a des bacilles dans le sang, mais en petite quantité; ce n'est pas un milieu favorable, on les trouve surtout dans les viscères. Cornil et Babès en ont découvert dans la fibrine. On en voit dans les lymphatiques.

Ce bacille pénètre directement, ou par un ancien foyer. On admet une granulie primitive donnée par une muqueuse (rare). Suivant la loi de Buhl, la tuberculose miliaire est toujours secondaire.

Les lésions produites par le bacille sont des lésions de septicémie bacillaire. Généralement, on a un nodule tuberculeux; les bacilles dans les capillaires déterminent de la thrombose. D'après Metchnikoff, il y a afflux de cellules phagocytaires qui forment le nodule tuberculeux. Sous l'influence irritante des bacilles, le leucocyte devient cellule géante; on aurait alors la granulation tuberculeuse.

Tuberculose massive. — On y trouve souvent des noyaux broncho-pneumoniques dus à l'arrêt du bacille à l'extrémité terminale d'une bronchiole; c'est le nodule péribronchique.

Dans la forme pneumonique, c'est une alvéolite due au bacille de Koch dans les alvéoles.

Quant aux *formes* de la phtisie aiguë, elles sont assez variables.

Tout d'abord, il y a une **forme typhoïde** (granulie, typho-bacillose), dont l'invasion est lente. Elle est bien caractérisée par de la dyspnée, de l'accélération des mouvements respiratoires. La courbe thermique est irrégulière.

Les symptômes neuro-musculaires sont saillants; c'est de l'adynamie (moins que dans la fièvre typhoïde), de l'hyperesthésie, de la céphalée; on note de l'ataxie, du délire, de la carphologie (mais moins que dans la fièvre typhoïde), il peut y

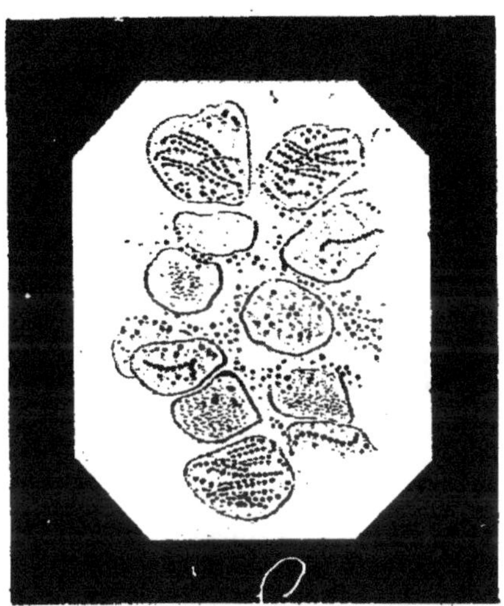

Pl. 16. — Bacilles de Koch dans l'urine.

avoir de la surdité, des bourdonnements d'oreille, de la photophobie (granulations sur la choroïde).

Comme symptômes thoraciques, on remarque de l'accélération des mouvements respiratoires (50 à 60 par minute), de la dyspnée et même de l'orthopnée.

La toux est quinteuse. Il y a peu d'expectoration (crachats glaireux striés de sang, quelquefois absence de bacilles de Koch). Enfin, il faut remarquer que les symptômes stéthoscopiques sont peu en rapport avec les lésions.

Il y a aussi des symptômes abdominaux, de l'inappétence, des vomissements. Le ventre est sensible, quelquefois de la météorisation ou le ventre en bateau. On note de la constipation, quelquefois de la diarrhée, de la mégalosplénie ou de l'hypertrophie du foie.

L'affection est quelquefois apyrétique (Eichhorst, Reinold). En tout cas, il y a moins de fièvre que dans la fièvre typhoïde. La courbe thermique donne des oscillations, des rémissions; détail à retenir : elle subit peu l'influence des antiseptiques. Le pouls est accéléré; il est irrégulier et ralenti quand les méninges sont prises.

Il peut y avoir des éruptions (herpès labial, sudamina, purpura, taches rosées sujettes à controverses). En tous cas, on note fréquemment des symptômes rénaux se traduisant par de l'albuminurie ; et même Rosenstein a vu de l'anurie chez les enfants. Pour Robin, l'urine est plus claire, plus riche en urée et en acide urique que dans la fièvre typhoïde.

Les symptômes liés à l'altération du sang se traduisent par des thromboses (peu fréquentes), par de la phlegmatia alba dolens, par des hémorrhagies (Charcot, Leudet), melæna, hémoptysie, épistaxis, hématurie, hémorrhagie interstitielle.

Marche. Durée. Terminaison. — Cette affection procède par poussées et par rémissions.

La durée est de cinq semaines au moins.

La mort peut survenir par hémoptysie foudroyante, par les manifestations méningées, par adynamie, ou par asphyxie.

Pronostic. — Il est impitoyable pour certains auteurs. La maladie peut devenir chronique pour d'autres (Jaccoud, Sticker).

Diagnostic. — On peut confondre la phtisie aiguë, au début, avec une infection; mais, plus tard, ce n'est qu'avec la *dothiénentérie.*

Elle en diffère par ses prodromes plus longs, la courbe thermique, l'absence de douleur dans la fosse iliaque droite, l'absence d'hypostase pulmonaire et de taches rosées. Enfin, dans la fièvre typhoïde, pas de bacilles dans les crachats.

Les deux peuvent évoluer ensemble, d'ailleurs.

Forme de pyrexie atténuée. — L'invasion ressemble beaucoup à celle de la fièvre typhoïde. Il y a quelquefois de la dyspnée, une toux sèche sans signes.

Les symptômes portent sur les troubles gastriques, sur la fièvre (paroxysmes et rémissions), on songe souvent à des accès paludéens.

La terminaison se fait par granulie à forme typhoïde, ou par forme broncho-pneumonique, ou par asphyxie aiguë en quelques heures, ou par hémoptysie. Il peut y avoir des rémissions, puis un réveil aigu.

Le pronostic est grave; on peut guérir cependant.

Le diagnostic se fera avec l'embarras gastrique fébrile, l'impaludisme, la grippe infectieuse (pas si insidieux, dépression rapide).

Forme suffocante. — Il y a souvent des prodromes lents, mais aussi quelquefois une invasion brusque.

En général, peu de toux, et une expectoration peu abondante; rarement des hémoptysies.

La percussion donne quelquefois du tympanisme grâce à l'emphysème. Le murmure vésiculaire est affaibli ou éteint, la fièvre irrégulière; le malade présente quelquefois de l'hypothermie et du collapsus, et toujours de l'amaigrissement précoce et rapide.

La terminaison est rapide (11ᵉ jour—3ᵉ jour, pour Dieulafoy). Pour West, au 6ᵉ jour.

Le diagnostic est quelquefois délicat. On pourra penser à une crise d'asystolie, mais la stase à la base des poumons, le rythme, le pouls et l'œdème des membres inférieurs éclaireront le diagnostic.

Dans la bronchite capillaire, il y a moins de signes stéthoscopiques.

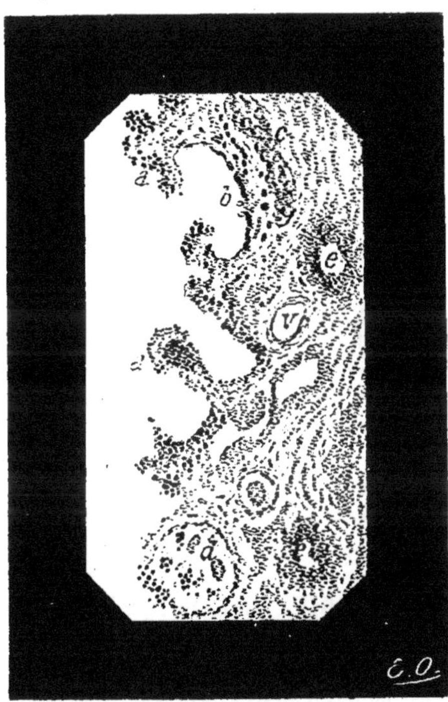

Fig. 17. — *Caverne pulmonaire.* — *a*, parois alvéolaires et bacilles ; *b*, bronche en partie détruite ; *c*, cartilage de la bronche ; *d*, granulation tuberculeuse ; *e*, granulation tuberculeuse ; *v*, veine (coupe).

Dans l'asthme aigu, pas de fièvre, et le type respiratoire est bien marqué; on pourra songer à une carcinose des poumons.

Tuberculose aiguë à forme broncho-pulmonaire. — C'est une forme catarrhale (Leudet, Empis, Jaccoud); elle est le plus souvent secondaire à la grippe, à la rougeole, à la coqueluche.

Le début est d'ailleurs mal dessiné; le malade ne présente généralement pas d'appétit. C'est, le plus souvent, un coup de froid qui détermine l'apparition de symptômes qui apparaissent sous forme de dyspnée et de toux augmentant, d'expectoration striée de sang, de fièvre avec recrudescences vespérales. La

langue est sèche. Il y a de l'adynamie. La percussion est souvent douloureuse, et il y a de la submatité.

Le murmure vésiculaire est affaibli, la respiration saccadée. On entend des râles sibilants et des bouffées de crépitants. C'est une broncho-pneumonie, surtout dans l'enfance. A côté de cela on peut avoir quelquefois de la réaction pleurale (pleurite sèche).

Les symptômes généraux donnent de la prostration, de l'albuminurie, de la fièvre à allures irrégulières. Le pouls est fréquent, en rapport avec la respiration.

La terminaison fatale se fait dans une crise de dyspnée, ou par asphyxie progressive, ou par une hémoptysie foudroyante, ou enfin par poussées méningitiques.

Cette forme va rarement au delà de cinq à six semaines, quand il n'y a pas d'accalmies.

Le diagnostic peut se faire avec une bronchite simple, mais dans cette affection il n'y a pas tant de dyspnée, et les phénomènes généraux sont moindres. L'examen des crachats vient enfin confirmer le diagnostic.

Il est plus difficile de diagnostiquer une broncho-pneumonie. On examinera les commémoratifs, on percutera la rate et on verra s'il y a de l'albuminurie.

La bronchite capillaire évolue en deux semaines généralement. Quant à la grippe infectieuse, le début en est brusque, la fièvre franche, et elle présente de la congestion muqueuse bien nette.

La fièvre typhoïde à formes pulmonaires donne de la dyspnée moins accusée; il y a de l'hypostase des deux poumons, on pourrait à la rigueur songer à de la morve aiguë, mais les éruptions spécifiques et le jetage viendront éclairer le diagnostic.

PHTISIE CHRONIQUE

Une période précède généralement l'atteinte, c'est ce qu'on nomme la période prétuberculeuse. Elle est généralement insidieuse; c'est souvent par un rhume qu'elle débute, de là l'expression de *rhume tombé sur la poitrine* que l'on trouve souvent dans le peuple pour indiquer la phtisie. L'*amaigrissement* est souvent à noter; la pâleur des téguments aussi; fréquemment on croit à une anémie commençante. Défions-nous de ces fausses chloroses! Un malade vient vous dire aussi qu'*il n'a plus de courage à ne rien faire*, qu'il a toujours envie de se reposer et qu'il a moins de force : c'est souvent une phtisie au début.

« Parmi les signes de présomption, il faut tirer hors de pair l'habitus du malade. Car s'il est exact que souvent la phtisie pulmonaire vient frapper un homme d'apparence robuste et vigoureuse, qui avait joui jusqu'alors d'une santé parfaite, il n'en est pas moins vrai que certains individus semblent, par leur constitution, prédestinés à la tuberculose. Ces candidats à la phtisie sont d'aspect débile et délicat; leur peau est fine et blanche, souvent velue. Ils ont dans leur habitus extérieur une attitude maladive, nonchalante, abandonnée, signe indéniable d'une faiblesse organique plus ou moins marquée ; ce sont des lymphatiques. Leur musculature est grêle et, par suite, ils sont inaptes à un travail physique assidu ou pénible. Cette sorte d'apathie physique contraste avec une exquise sensibilité, un état mental particulier, à la fois intelligent et mélancolique. C'est à cet ensemble de caractères que Lorain donnait le nom d'infantilisme et de féminisme » (*Dubief*).

Chez les femmes, les *règles* peuvent être troublées, et, si l'affection débute chez une toute jeune fille, elles ne s'établissent que fort tard, ou ne s'établissent pas.

La *dyspepsie* est à noter, souvent aussi des *vomissements* ou de la *diarrhée*. On

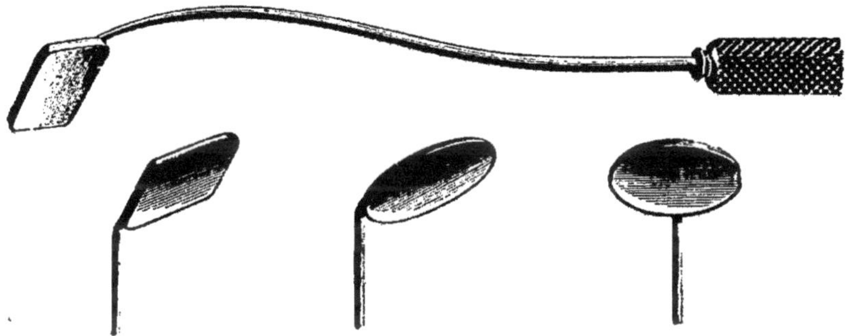

Fig. 16. — Miroir laryngien, carré, ovale, rond.

a signalé aussi de la *polyurie* s'accompagnant de phosphaturie. La *fièvre* n'est pas rare, et souvent elle explique les sueurs abondantes que le malade accuse durant la nuit.

L'*auscultation* donne encore peu de renseignements ; cependant avec beaucoup de soin, on peut arriver à rencontrer des symptômes qui viennent éclairer l'observateur.

L'inspiration devient rude et râpeuse, et le murmure vésiculaire offre un peu d'affaiblissement ; le ton de l'expiration s'élève un peu et devient un peu plus élevé que celui de l'inspiration. La respiration est saccadée, puis l'expiration devient prolongée et soufflante ; enfin bientôt apparaît la submatité.

C'est Laënnec qui, le premier, signala le phénomène de l'expiration prolongée et nota sa valeur dans la phtisie. Ce point de symptomatologie fut considéré comme négligeable pendant un certain temps, et ce furent MM. Andral et Jackson qui attirèrent l'attention sur lui.

« Au premier degré (stade d'infiltration) la tuberculose chronique se traduit par un ensemble de symptômes bien connus de tout clinicien : toux sèche, quinteuse, parfois coqueluchoïde, avec altération de la voix qui est fragile, souvent voilée, parfois bitonale; expectoration d'abord insignifiante, puis renfermant quelques pelotons muco-purulents englobés dans du mucus ; de temps en temps, sans cause appréciable, légère hémoptysie formée d'un sang rouge, spumeux, très aéré. Dans certains cas, non toujours, il y a de la dyspnée, une sensation de poids sur la poitrine, ou bien des douleurs thoraciques, sous-clavières ou sous-scapulaires, liées à de la pleurite sèche ; de la pâleur, un amaigrissement rapide » (*Barth*).

Bientôt, en effet, le malade entre dans la seconde période, qui est la **période de début.** Le *larynx* est souvent pris, et ce sont souvent des malades qui viennent nous trouver pour un enrouement dont on ne peut soupçonner la cause. Toutes les médications des laryngologistes y ont passé ; on a essayé les fumigations et les pulvérisations ; les calmants les plus divers ont été expérimentés sans succès, et si le médecin pense à ausculter les sommets de ses malades, il a l'explication d'un phénomène qui ne laissait pas d'étonner au début. La *toux* est aussi fréquente à cette période ; elle est persistante et quinteuse, sèche, convulsive : le malade vous dit qu'il a une « toux nerveuse ». Le moindre froid, une circonstance de peu d'importance la réveille. Quelquefois, il faut le dire, elle ne coïncide pas avec des phénomènes d'auscultation appréciables. On note aussi de la *dyspnée*, dyspnée qui est quelquefois assez grande, et peu en rapport avec les lésions. Le malade se plaint également de *douleurs thoraciques*, douleurs qu'il prend pour des points de névralgie survenant à la suite du froid. Redoutons également l'apparition d'une *pleurésie* qui est bien fréquemment symptomatique d'un début de tuberculose.

L'*hémoptysie* ouvre souvent la marche ; sa durée et son abondance sont variables. « C'est un accident presque inconnu avant la septième année, très rare avant 15 ans, et plus commune chez la femme que chez l'homme, dans le rapport de 3 à 2. Chez ce dernier, elle survient aussi souvent avant qu'après 40 ans, tandis que chez la femme, elle manque plus souvent de 19 à 40 ans que de 40 à 65, preuve, dit M. Louis, à qui l'on doit ces résultats, que l'hémoptysie qui se déclare, dans la phtisie des femmes, n'est pas supplémentaire du flux menstruel qui, ainsi que nous le dirons plus tard, finit toujours par diminuer et par se supprimer à une certaine période de la phtisie » (*Grisolle*). Nous l'avons vue personnellement, chez un enfant de 12 ans, être foudroyante. Cet enfant présentait des phénomènes précurseurs d'une phtisie, sans toutefois offrir de l'amaigrissement. Nous avons prévenu les parents, qui n'avaient d'ailleurs guère tenu compte de nos avertissements, lorsqu'un jour une hémoptysie foudroyante (une à deux minutes) survint, qui enleva l'enfant.

La *percussion* donne de la submatité dans la région sus-claviculaire ; la tonalité est plus élevée; l'*auscultation* fait entendre une respiration rude et saccadée, ou constater une diminution du murmure vésiculaire.

Et alors on entre bientôt dans la **période d'état** ou période de maladie confirmée. Les symptômes que nous venons d'énumérer augmentent d'intensité, ou restent stationnaires, mais du côté de l'auscultation on note des changements. Le *souffle* apparait; des *craquements* secs ou humides se font entendre, et dans certains cas, des *frottements* pleuraux. La zone de *matité* augmente, des *râles* sous-crépitants apparaissent, puis bientôt des râles caverneux et des *gargouillements*. Quand il y a du gargouillement, on n'entend plus de murmure vésiculaire ; au lieu du bruit d'expansion c'est un souffle bruyant ressemblant, selon l'expression de Barth et Roger, au bruit qu'on fait en expirant avec force, par la bouche grandement ouverte, dans les deux mains disposées en cavité. On perçoit ce phénomène aux deux temps de la respiration, il peut être

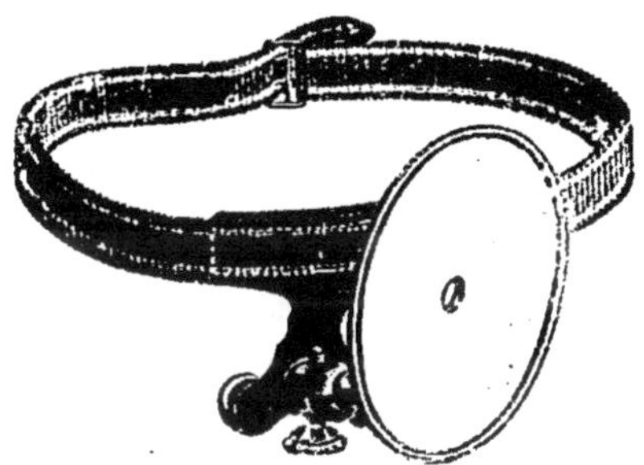

Fi. 19. — Miroir frontal pour examen laryngoscopique.

permanent ou alterner avec le gargouillement. Les *symptômes généraux* augmentent d'intensité, la fièvre, l'amaigrissement s'accentuent; les névralgies sont souvent, à cette période, intolérables. L'*expectoration*, d'abord peu notable, devient purulente; les crachats sont verdâtres, épais, quelquefois striés de sang.

« A cette période les crachats, d'abord blancs, deviennent verdâtres, opaques, striés de jaune. On y trouve quelquefois de petits grumeaux comme du riz cuit. Puis, bientôt, ils changent, deviennent grisâtres, sales ; dans la dernière période ils offrent l'apparence d'une purée verdâtre et striée de sang. Il arrive quelquefois qu'ils sont rejetés à flots, comme une vomique. Ils contiennent des phosphates, des chlorures et des peptones » (*Marfan*).

Enfin la dernière période, la période **des cavernes**, se manifeste par de la matité assez grande. La présence de *cavernes* donne quelquefois un son tympanique, mais plus fréquemment le bruit de *pot fêlé*. L'*auscultation* donne un souffle caverneux pouvant prendre le timbre amphorique. « La voix et la toux deviennent caverneuses; elles semblent sortir directement de la poitrine et frappent violemment l'oreille ; c'est la pectoriloquie, dont la production nécessite également une caverne bien circonscrite, de grandeur moyenne, presque vide, et communiquant largement avec les bronches. Dans les vastes cavernes on peut entendre le souffle amphorique et le tintement métallique » (*Moynac*). Ces cavernes sont pleines de mucosités qui se traduisent par des *crachats nummulaires*, sorte de purée épaisse, verdâtre, collant au vase. Les parois thoraciques, à cette période, offrent des changements. Les régions sus et sous-claviculaires sont déprimées, les premières côtes peu mobiles, le diamètre transversal et la circonférence de la poitrine moindres. La poitrine semble se rétrécir et prendre la forme d'un cylindre (Hirtz et Fournet). Il est vrai que Piorry a fait remarquer que très souvent la diminution dans le diamètre thoracique était due à l'atrophie des muscles pectoraux et de ceux de l'omoplate. L'hémoptysie peut survenir, mais elle est plus rare qu'à la première période. Bientôt apparait la *fièvre hectique :* c'est la terminaison.

Cette fièvre peut être continue avec redoublements nocturnes. Il y a des frissons, et l'accès est suivi de chaleurs et de sueurs. Il y a quelquefois une régularité parfaite dans ces accès qui revêtent la forme d'accès de fièvre intermittente.

L'état moral de ces malades est assez curieux : tandis qu'au début ils sont inquiets de leur état et redoutent une maladie grave, vers la fin, à la période de la fièvre hectique, ils n'en ont aucune conscience, font des projets d'avenir, parlent de leur guérison, vivent et meurent dans l'illusion.

La bouche offre un liséré rouge vif des gencives (Frédéricq) et souvent du muguet. Les pommettes ont une teinte un peu cyanosée. Peter a signalé le pouls veineux du dos de la main. L'eschare au sacrum est à signaler, et si le malade ne succombe pas dans une hémoptysie foudroyante, il meurt d'épuisement, d'infection par asphyxie progressive, ou dans une syncope.

Tel est, rapidement, l'exposé symptomatologique général de la phtisie pulmonaire chronique. Cette affection est malheureusement traversée par des complications qui peuvent donner un *coup de fouet* ou même amener une issue fatale.

Parmi ces **complications**, l'*hémoptysie* en est une redoutable ; il faut craindre aussi les poussées de *phtisie aiguë ;* le *pneumothorax* et l'*emphysème* peuvent survenir, il en est de même de la *gangrène pulmonaire*. On voit fréquemment la *bronchite* simple ou capillaire apparaitre ; la *congestion pulmonaire* est très fréquente. Il faut penser aussi à la possibilité d'une *pneumonie franche*. Les *laryngites* tuberculeuses sont trop fréquentes pour que nous insistions.

Du côté de l'*appareil digestif*, ce sont des ulcérations de la bouche, des gastrites rebelles, de la typhlite et des fistules à l'anus qui sont à redouter. « Je dirai, disait Grisolle, que je la constate (la fistule à l'anus) au moins deux fois chaque année chez les 2 ou 300 phtisiques que je reçois à l'hôpital. Dans nulle autre affection aiguë ou chronique on ne voit survenir autant de fistules anales. On ne saurait donc méconnaître l'influence tuberculeuse. Il est infiniment probable que, dans la plupart des cas, sinon dans tous, l'abcès et la fistule à l'anus sont consécutifs à quelque ulcération de la partie la plus inférieure du rectum. » Du côté de l'*appareil circulatoire*, la péricardite, la thrombose de l'artère pulmonaire, l'œdème, la *phlegmatia alba dolens* sont à redouter.

Louis a trouvé, chez 1/10 des phtisiques de plus de 15 ans, des glandes cervicales tuberculeuses; chez 1/5 il y avait des ganglions mésentériques, et dans la moitié des cas, des ganglions bronchiques.

Du côté du *système nerveux*, la méningite tuberculeuse, les névrites, névralgies...etc., les troubles trophiques. Beau faisait de ces points de névralgie une névrite concomitante.

Du côté de l'*appareil urinaire*, l'albuminurie est fréquemment observée.

Il y a enfin d'autres symptômes de moindre importance à noter : ce sont les ongles en massue (*ongles hippocratiques*), les *diarrhées chroniques*, les phénomènes qui surviennent du côté du foie. Le *foie* peut devenir en effet volumineux et présenter des phénomènes de dégénérescence graisseuse. La *dysphagie* est quelquefois, chez ces malades, très pénible.

4° INJECTIONS INTRA-PULMONAIRES

Pour combattre cette affection redoutable, bien des traitements ont été conseillés.

Rappelons-nous les paroles de Barth (*Thérapeutique de la tuberculose*) : « En « attendant qu'on ait réussi à réaliser l'immunité contre la tuberculose, il est « rationnel de chercher s'il n'existe pas quelque agent médicamenteux capable « de tuer le microbe pathogène dans l'organisme, quelque parasiticide spécifique « ayant sur le bacille de Koch la même action que le mercure sur le germe de la « syphilis. »

Comme médication anti-bacillaire, on a préconisé la créosote prise par l'estomac, sous forme de capsules ou sous forme de vin, par exemple la formule de Kaatzer :

Créosote de hêtre	2	grammes.
Alcool à 90°	30	—
Teinture de gentiane Extrait de café	10	—
Eau distillée	100	—

(Par cuillerées à entremets dans du lait).

Ou bien cette formule employée en Amérique :

Créosote-calcium, chlorhydrophosphoricum	5 à 10	grammes.
Mucilage de carragahen	15	—
Huile d'amandes douces	25	—
Sirop de Tolu	25	—
Eau de fleurs d'orangers	75	—

(Faire une émulsion. 2 cuillerées à café par jour).

On peut la donner en lavements, avec un jaune d'œuf et du lait, ou bien recourir aux injections sous-cutanées qui malheureusement sont douloureuses. Le carbonate de gaïacol, le créosotal, etc., sont aussi employés.

Dans la série aromatique, on emploie le baume de Pérou, l'eucalyptol, le thymol, le menthol. Voici une assez bonne formule pour injection sous-cutanée d'eucalyptol :

Acide phénique vierge sans alcool..........................	ãã	5 grammes.
Eucalyptol..		
Vaseline liquide..		90 —

Injecter de 2 à 5 grammes par jour).

Arthaud a prescrit avec succès le tannin qui, pour lui, aurait donné des guérisons. Il a recours à la formule suivante :

Tannin à l'alcool..	20 grammes.
Alcool à 90°..	50 —
Glycérine..	150 —
Vin de Banyuls..	800 —

(Un verre à bordeaux à la fin de chaque repas).

Citons encore le soufre et ses composés (acide sulfureux, hydrogène sulfuré), les lavements d'acide carbonique, selon la méthode de Bergeron, l'iode, l'iodoforme, qui, tour à tour, ont été essayés.

Legroux faisait prendre à ses malades des pilules de créosote, iodoforme et terpine :

Créosote..	ãã	5 grammes
Iodoforme...		
Terpine..		
Acide benzoïque..	ãã	2 —
Térébenthine de mélèze..		
Poudre de guimauve..	ãã	6 —
Magnésie légère..		

Pour 100 pilules. 4 à 10 par jour.

Les injections sous-cutanées qui avaient eu tant de vogue à un moment sont un peu délaissées ; leur efficacité n'est pas prouvée et elles sont douloureuses. Avec des précautions antiseptiques on peut éviter la formation d'abcès, mais on aura toujours une douleur assez vive, ce qui est à considérer.

Le Dr Breton, de Dijon, a communiqué dernièrement quelques résultats. Il se servait de la formule suivante :

Huile d'olive stérilisée..	100 grammes.
Gaïacol...	5 —
Iodoforme...	1 gramme.

1 à 4 centimètres cubes étaient injectés tous les huit à dix jours. Le Dr Breton reconnait toutefois avec franchise que ce traitement n'est pas exempt d'inconvé-

nients. En effet, dit-il : « Dès que le liquide est injecté, le malade accuse une « sensation douloureuse de brûlure persistant de 20 à 35 minutes.

« Exceptionnellement elle peut durer deux à trois jours. Si le liquide a été « poussé trop rapidement, il ressort par la plaie du petit trocart. Cet accident « est évité par la lenteur de l'opération. Quelques gouttes de sang peuvent « suinter sans autre inconvénient. Les malades étant injectés régulièrement, « certains présentent de l'intolérance au médicament qui oblige à espacer les « séances. Une heure environ après l'injection, ils accusaient un goût et une

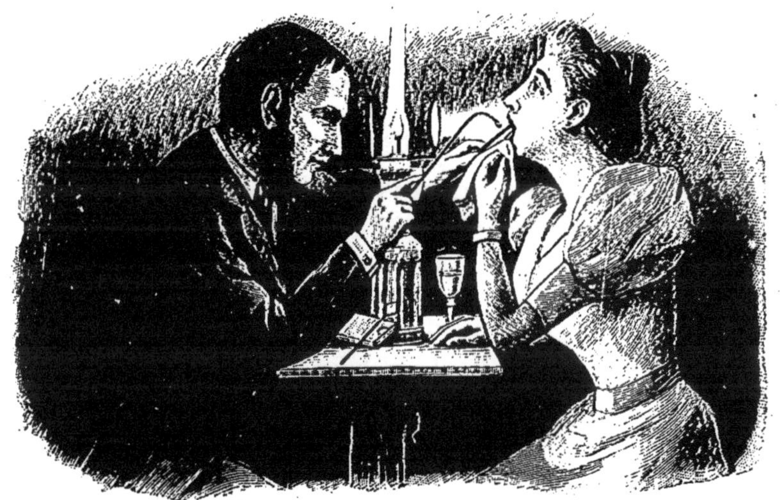

Pl. 20. — Position de l'opérateur et du malade pour l'examen laryngoscopique.

« saveur désagréables durant la demi-journée. Quelquefois, pendant la nuit qui « suivait, il y avait de l'agitation, de l'insomnie. Chez un seul, il y avait un état « de vertige très accusé, fort désagréable pour le patient et qui persistait trois à « quatre jours. En espaçant les séances d'injection pendant quelque temps, ces « phénomènes disparurent. »

Faut-il parler des essais d'immunisation faits avec des produits solubles de cultures bacillaires, avec la tuberculine? Ils n'ont pas été bien brillants. Quant à l'action du sang et du sérum d'animaux réfractaires ou immunisés, quant à la sérumthérapie, en un mot, elle a donné trop peu de résultats *jusqu'à présent* pour qu'on en parle. Nous croyons toutefois que l'avenir est à cette thérapeutique.

Parmi les essais de thérapeutique locale, nous avons à signaler les inhalations de vapeurs médicamenteuses. L'acide fluorhydrique avait semblé donner de bons résultats en 1863 entre les mains de Charcot et Bouchard, et dix ans après à Seiler. On avait d'ailleurs remarqué que les ouvriers employés dans les ateliers de gravure

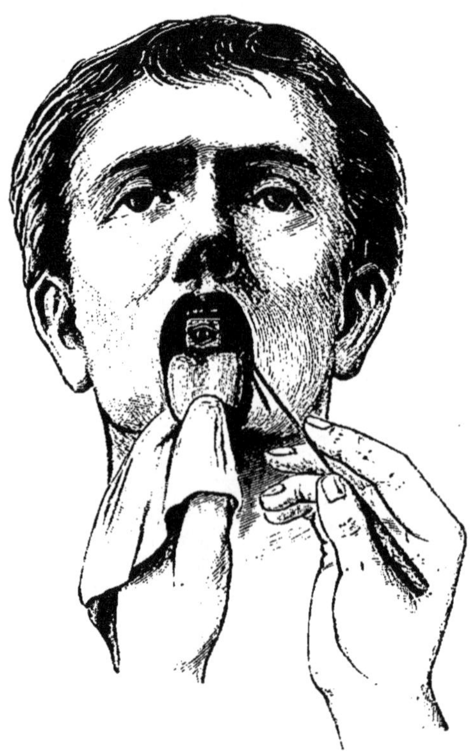

Fl. 21. — Aspect de la glotte se reflétant dans le laryngoscope.

sur verre, où l'acide fluorhydrique est manié, devenaient difficilement phtisiques ou guérissaient de cette affection. En 1887, Hue et Bruère expérimentèrent les inhalations d'acide picrique, en 1890, Koritschoper, les inhalations d'acide cyanhydrique (à doses infinitésimales, bien entendu); Labbé et Oudin ont essayé il n'y a pas très longtemps l'*air ozonisé*, Bergeron, l'acide carbonique. Tout récemment, le Dr Hamaide a présenté à l'Académie de médecine de Paris (11 février 1896) un inhalateur pour inhalations de formol. On sait que le formol est un puissant antiseptique. Cet appareil est assez ingénieux et peut rendre de grands services. Voici la description qu'en fait l'auteur :

« Cet inhalateur se compose de deux flacons en verre, dont l'un, d'une capacité d'un litre, permet de produire de l'acide carbonique au moyen du bicarbonate de soude et de l'acide tartrique. L'acide carbonique, qui se dégage, vient barboter dans la solution médicamenteuse que renferme le second flacon d'une capacité

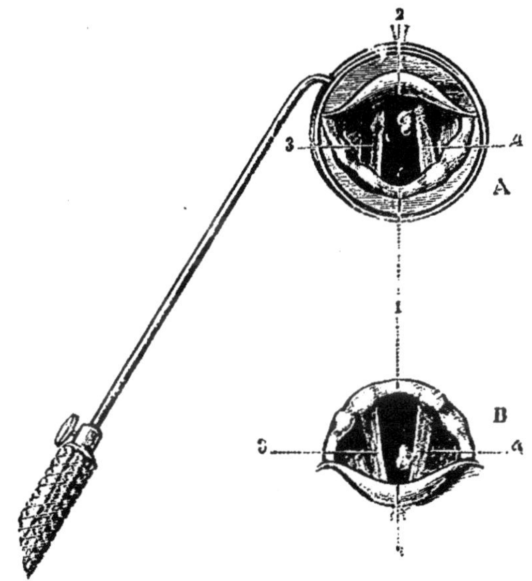

Pl. 22. — Aspect des cordes vocales et de la glotte dans le miroir laryngien. 1, Replis aryténo-épiglottiques. 2, Epiglotte (Voir du Champs). 3-4, Cordes vocales.
(Nota. — Dans la figure, la corde vocale gauche est atteinte d'un petit polype.)

de 250 c. cubes, s'y charge des vapeurs de formol ou d'iode, leur sert de véhicule, et arrive ainsi à la bouche du malade et de là dans les voies respiratoires.

« Depuis quelque temps, j'emploie chez les tuberculeux l'acide carbonique saturé des vapeurs de formol. La solution de formol employée est une solution à 40 p. 100. On met dans le petit flacon 100 c. cubes d'eau chaude et, suivant le nombre de gouttes de formol introduit, variant de 160 à 800 gouttes, on obtient une solution titrée de 2 à 10 0/0, en tenant compte que trente-deux gouttes de la solution à 40 0/0 représentent un gramme de cette solution ou 40 cent. de formol pur.

« Le malade commence par 50 gouttes de la solution de formol et augmente de 5 à 10 gouttes à chaque inhalation jusqu'à ce qu'il arrive au maximum de gouttes qu'il peut supporter (400 à 500 gouttes).

« Il faut cinq à six inhalations par jour, d'une durée de dix à quinze minutes chacune, une heure avant ou deux heures après chacun des principaux repas. Le malade évite d'en faire le soir: j'ai constaté que le formol donnait un peu d'excitation cérébrale et gênait le sommeil. » (*Clin. Franç.*)

Ce n'est pas chose facile d'atteindre par l'inhalation le germe de l'affection. Il peut être profondément situé, englobé dans une couche de sécrétions bronchiques, et si le mélange gazeux est mal calculé, on risque de produire une irritation de la muqueuse pulmonaire. Nous reconnaissons toutefois que cette méthode est un grand progrès sur celles employées jusqu'ici.

L'antisepsie des voies respiratoires peut être produite de diverses manières.

Les *inhalations* ont pour but d'amener dans les voies respiratoires des vapeurs chargées de substances microbicides.

L'acide sulfureux et l'acide fluorhydrique ont été essayés; on fait respirer, pendant une heure, les malades dans une salle dont l'air contient 1/25000 d'acide fluorhydrique. Tapret fait respirer un air créosoté. Il fait pulvériser pendant plusieurs heures la solution suivante :

Créosote..	10	grammes.
Alcool...	200	—
Glycérine..	20	—
Eau...	770	—

Daremberg laisse, comme Tapret, ses malades dans une atmosphère créosotée, mais il fait ouvrir les fenêtres.

Les *pulvérisations* ont été pratiquées; cependant on n'est pas d'accord pour savoir si dans les pulvérisations, l'antiseptique va jusqu'aux dernières ramifications bronchiques.

D'ailleurs, pour Barton (*Académie de médecine de New-York*) « l'antisepsie sert, « chez les phtisiques, à prévenir l'infection secondaire à travers les voies « aériennes. Aussi les inhalations sont-elles préférables aux antiseptiques pris à « l'intérieur et excrétés par les poumons; par conséquent la meilleure méthode « consiste à injecter localement des antiseptiques. »

Nous en arrivons enfin à la méthode des *injections intra-trachéales* qui est l'antisepsie portée directement sur les surfaces malades.

C'est Green, de New-York, le premier, qui fit une injection intra-trachéale de nitrate d'argent, puis Bennett, Griesinger, Rosemberg.

Rosenfeld, de Breslau, traite la bronchite putride par les injections intra-trachéales d'une solution de nitrate d'argent à 4 p. 100. Chaque jour, et pendant plusieurs semaines, il injecte 1 à 2 cent. cubes de cette solution. Les bronches supportent bien, paraît-il, cette solution, et il ne se produit qu'un léger accès de toux.

Rosemberg injectait deux fois par jour deux centimètres cubes de la préparation suivante :

Menthol	20 grammes.
Huile d'olives	100 —

Bechay insufflait des poudres impalpables, la poudre suivante, par exemple :

Menthol	2 grammes.
Chlorhydrate d'ammoniaque	4 —
Acide borique	6 —

Bronnr se sert d'une solution de menthol dans la paroléine, qui est une huile minérale sans odeur et sans goût que l'on extrait du pétrole. La solution est à 5 0/0, on peut aller jusqu'à 20 0/0. S'il y a irritation, il se sert du gaïacol au lieu du menthol. On peut employer le baume du Pérou ou le salol. La solution de gaïacol est à 2 0/0; celle de salol 20 ou 30 0/0.

Dans la laryngotrachéite, Bronnr conseille également ces injections. On peut aussi employer le nitrate d'argent et l'acide lactique (nitrate d'argent : 1 à 5 0/0, — acide lactique : 5 à 30 0/0). On a essayé enfin le myrtol et l'oléum pimenté.

James Mc. Naught a obtenu également de très bons résultats des injections dans le larynx de deux grammes de la solution suivante :

Gaïacol	2 grammes.
Menthol	10 —
Huile d'olives	240 —

Il faisait une injection par jour.

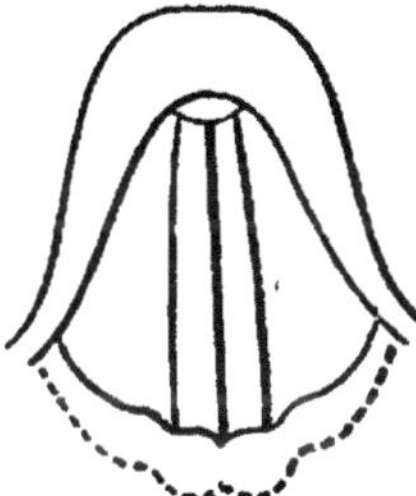

Pl. 23. — Schéma représentant la glotte fermée. — Phonation.

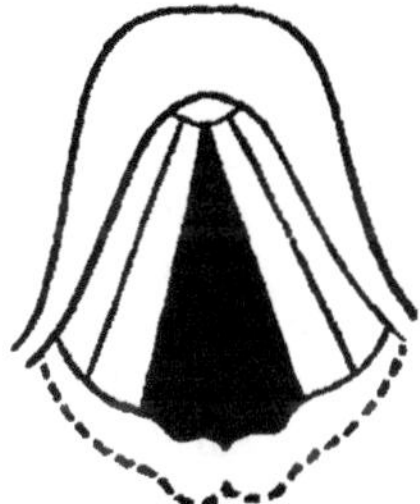

Pl. 24. — Schéma représentant la glotte ouverte pendant la respiration.

Rice a déclaré devant l'Académie de New-York que les injections intratrachéales constituent une médication très efficace, mais qu'elles agissent lentement, et deviennent une arme réelle contre les affections chroniques des bronches et des poumons. Il recommande l'emploi de la cocaïne pour insensibiliser la glotte, la solution doit être prise à 2 0/0 ou 4 0/0 au plus. A notre avis, on peut se passer de cet anesthésique; ce sont des expérimentateurs malhabiles qui seront forcés de s'en servir, mais comme l'opération doit être fort courte et peu douloureuse, on peut, avec de l'habitude, y arriver facilement.

Rice a remarqué que l'application d'huile sur la muqueuse devenait astringente, sédative ou stimulante selon le remède employé. Veut-on employer des astringents, on a recours à des substances volatiles comme le chloroforme, l'eucalyptol, qui s'évaporent rapidement, refroidissent les tissus et contractent les vaisseaux sanguins.

Nichols reconnait l'utilité des médicaments que l'on envoie dans la trachée parce qu'ils sont absorbés, mais il doute que l'huile le soit; en tous cas, cela constitue une méthode très pratique.

Nous sommes plutôt de l'avis de Simpson, pour qui *c'est trop de croire que les injections intra-trachéales guérissent la tuberculose, tandis qu'il est évident qu'elles sont efficaces contre la toux et qu'elles comptent parmi les moyens les plus logiques de traitement local.*

Cette capacité des voies respiratoires et leur tolérance n'a rien qui doive surprendre. Les expériences physiologiques sont d'ailleurs venues éclairer les cliniciens.

Bouchard a donné comme maximum à injecter dans la trachée 650 centim. cubes d'eau par heure pour un adulte. On peut donner de l'eau iodée, de l'huile de foie de morue créosotée.

Poupard et Saint-Hilaire ont injecté par la trachée du sérum de sang de chien ou *hémocyne.* Ils ont pu injecter 4 c. cubes d'hémocyne dans la trachée d'un jeune homme atteint de tuberculose pulmonaire. Ils se servaient d'une aiguille qu'ils poussaient dans la trachée.

Rappelons-nous les expériences d'Hérigny qui a injecté des liquides colorants dans la trachée des chiens et des lapins. Il se servait de pyoctanine à la dose de 0,60 à 1,20 c. cubes, et notait que l'injection ne déterminait aucun trouble. Dans la trachée d'un tuberculeux, l'injection de 0,50 c. cubes d'une solution légère, injectée à dix minutes d'intervalle, ne donna aucune irritation. Rappelons enfin l'opinion de Botey qui voit un grand avenir dans les injections intra-trachéales, « l'absorption par l'arbre aérien étant très grande, et la sensibilité des premiers anneaux de la trachée presque nulle ».

Le liquide dont nous nous servons personnellement est l'huile d'olives stérilisée dans laquelle nous ajoutons une certaine quantité de menthol ou d'eucalyptol.

Voici une formule :

Huile d'olives stérilisée..	100 grammes.
Menthol	5 —

En voici une autre :

Huile d'olives stérilisée	100 grammes.
Menthol	3 —
Eucalyptol	2 —

On a préconisé aussi cette formule, que nous n'avons pas expérimentée d'ailleurs :

Naphtol β précipité	0gr,10
Gomme adragante	0gr,20
Eau distillée	20 grammes.
	(*Fernet*).

(Injecter chaque fois 0gr,30 du liquide — 6 gouttes. — DOULOCREUX).

Le gaïacol réussit bien aussi en injections intra-trachéales à faibles doses, car il est irritant. Pour Seifet et Hœlscher il n'agit pas directement sur les bacilles; il parait plutôt neütraliser les toxines en s'unissant aux albuminoïdes du sang.

⁂

Manuel opératoire. — Pour pratiquer les injections intra-pulmonaires, il n'est pas besoin d'être laryngologiste, il suffit seulement d'apprendre le

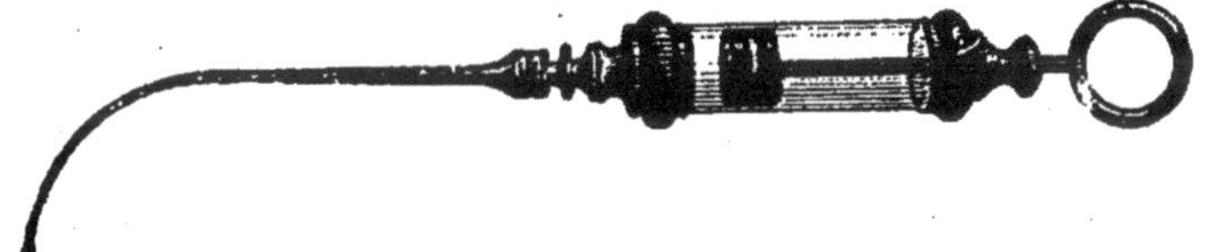

Pl. 25. — Seringue à injections intra-trachéales.

maniement de quelques instruments, ce qui n'offre pas grande difficulté.

Il y a cependant des malades qui arrivent à se faire eux-mêmes leurs injections, peu à peu, en tâtonnant, mais c'est l'exception, et la plupart du temps ils n'arrivent qu'à envoyer le liquide dans l'œsophage, ce qui n'a pas grand inconvénient, d'ailleurs, mais ce qui ne remplit pas le but proposé. Il y avait dans le service de M. le Dr Féré, à Bicêtre, un épileptique qui se faisait lui-même ce traitement. Dans ce même service un infirmier donnait des injections intra-trachéales à des malades; il y était arrivé sans le secours du laryngoscope, contournait avec la canule de sa seringue la base de la langue et entrait dans la glotte. Nous ne garantissons pas toutefois que l'opération réussit toujours !

Il faut avoir un **miroir réflecteur** ; le simple miroir frontal suffit, il se compose d'un miroir discoïde concave envoyant des rayons convergents. Il est percé d'un trou au centre pour permettre à l'œil de *voir*, et un bandeau le maintient sur le front. Au moyen d'une genouillère, ce miroir peut être obliqué dans plusieurs sens (pl. 19).

Un second instrument nécessaire est le **miroir laryngien** (Voir pl. 18), dans lequel viennent converger les rayons lumineux et qui donnera l'image renversée de la glotte. On le prend de taille appropriée à la bouche du malade. Il peut être indifféremment ovale, rond ou losangique.

Enfin, il faut une **seringue à injections intra-trachéales.** Elle se compose d'un corps qui a une contenance de 10 à 20 c. cubes, d'un piston à frottement très doux, et d'une canule longue et recourbée. Certaines seringues sont en métal et ont

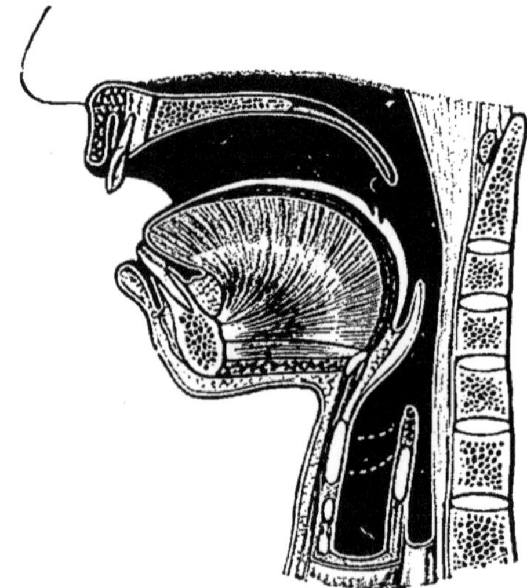

Pl. 26. — Coupe schématique du pharynx et du larynx.

deux anneaux soudés à leur corps : on y introduit l'index et le médius ; le pouce est introduit dans un anneau placé à l'extrémité du piston. Nous préférons la seringue en caoutchouc durci qui est moins coûteuse, et dont la canule, plus flexible, ne blesse pas la glotte du malade (Voir pl. 25).

On fait asseoir le malade devant soi ; une lampe est posée un peu derrière lui et sur le côté (Voir pl. 20). On le prie d'ouvrir la bouche et de tirer la langue, et même de la tenir (pour qu'elle ne glisse pas il devra se servir d'un linge) (Voir pl. 21).

On commence par orienter le miroir frontal de façon que tous les rayons convergent dans la gorge du malade. De la main gauche on tient le miroir laryngien et on l'oblique de façon à voir la glotte. Ceci est une petite habitude à prendre.

On est guidé d'abord par l'épiglotte, puis on aperçoit la glotte. Le malade est prié de pousser quelques sons, eh! eh!... eh!.. qui font jouer les cordes vocales (Voir pl. 22, 23).

Alors on prie le malade de faire une grande inspiration qui ouvre les cordes vocales, et dans le triangle formé par l'écartement de ces cordes on introduit la canule de la seringue (tenue toute chargée de la main droite). Une fois la canule engagée, on pousse le piston d'un seul coup et rapidement, et on retire vivement l'instrument (Voir pl. 26 et 27).

Il faut que cette petite série de mouvements soit faite avec célérité, car le

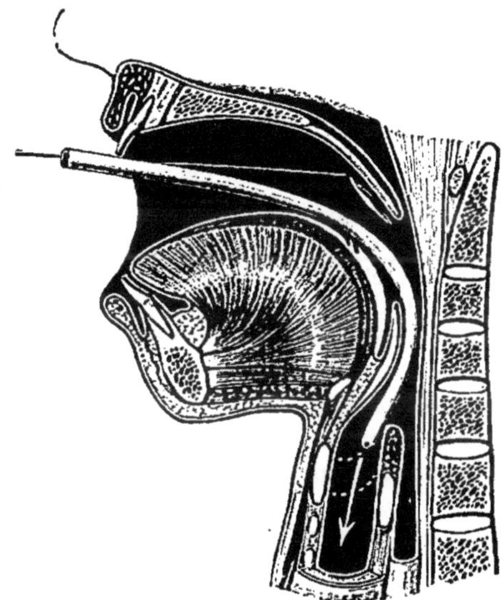

Pl. 27. — Coupe schématique du pharynx et du larynx : le bec de la seringue est montré refoulant l'épiglotte et entrant dans la trachée.

malade, s'il n'éprouve aucune douleur, est *chatouillé* désagréablement, et, pour peu que ses réflexes pharyngiens soient sensibles, il ne tardera pas à faire des efforts de déglutition et même à vomir : toute intervention sera impossible.

Nous avons expérimenté bien souvent ce mode de traitement ; en général, les malades accusent quelque difficulté au début, mais au bout de quelques séances ils s'y soumettent fort bien.

Si l'on n'a pas *bien vu la glotte*, et si le malade n'accuse aucun picotement dans la gorge, on a des chances pour avoir lancé l'injection dans l'œsophage ; si le malade se met à tousser violemment et à rejeter le liquide injecté, il est probable que l'injection a été poussée trop haut, que le bec de la seringue n'a pas franchi les cordes vocales, lesquelles se sont contractées; rien ou presque rien n'a pénétré dans la trachée. On peut être sûr, au contraire, que l'injection a pénétré dans les voies aériennes quand on a bien vu la canule entrer dans le triangle inter-glottique, et quand le malade fait entendre une petite toux et accuse un léger picotement au niveau du larynx. La figure devient un peu rouge, comme lorsque l'on *s'engoue*, et les yeux se remplissent de quelques larmes.

Cette thérapeutique donne assurément d'excellents résultats. Nous avons vu des améliorations se prononcer très nettement, et dans les cliniques où cette médication est en usage, on s'en trouve fort bien. Malheureusement il faut, pour faire bénéficier le malade de ce traitement, le suivre pendant un certain temps et lui faire une injection intra-pulmonaire **au moins tous les jours**. Dans les cliniques où on le pratique trois fois par semaine seulement, ce n'est pas suffisant. On commencera par la dose de 0,10 c. cubes et on pourra injecter 0,20 ou 0,40 c. cubes d'une solution de menthol dans l'huile à 5 0/0.

Guérit-on la tuberculose? Il serait téméraire de l'affirmer, surtout à une période avancée de la maladie. Ce qu'il y a de certain, c'est que l'on calme la toux, qu'on diminue l'expectoration, et qu'on *désinfecte le poumon*.

Il n'y a pas que le bacille de Koch qui joue un rôle dans les affections tuberculeuses, il y a aussi les infections secondaires, dues à la présence d'autres bacilles. Il est donc très important d'avoir une antisepsie du poumon qui, pour toute relative qu'elle soit, n'en est pas moins utile.

Soulager le malade, prévenir les complications, tel doit être le but du traitement par les injections intra-pulmonaires : l'hygiène et l'alimentation feront le reste.

Il est bien entendu que les autres affections chroniques du poumon sont justiciables de ce traitement. Il réussit à merveille à désinfecter les sécrétions qui accompagnent la bronchite chronique, la gangrène pulmonaire, etc. Mais nous n'avons eu en vue dans cet article que la tuberculose pulmonaire et nous nous proposons de revenir plus tard sur ces différents points.

Dr Léon Archambault.

6149-97. — Corbeil. Imprimerie Éd. Crété.

DU MÊME AUTEUR

La Polydactylie au point de vue héréditaire, coïncidence des malformations, avec les tares névropathiques.

Maloine, éditeur, 21, place de l'École-de-Médecine, ou chez l'auteur, 76, Faubourg-Saint-Denis.

Traitement des Métrites par les injections d'eau chaude.

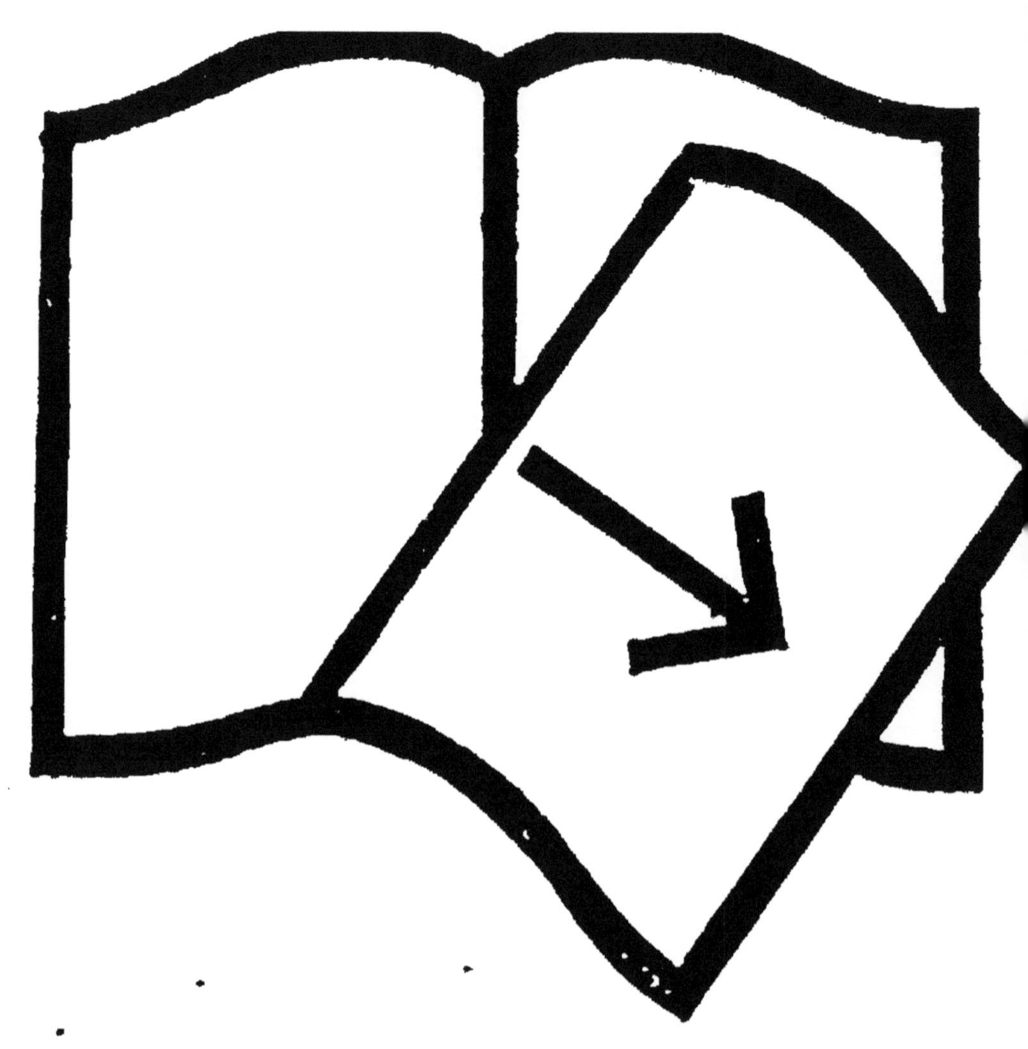

Documents manquants (pages, cahiers...)

NF Z 43-120-13

www.ingramcontent.com/pod-product-compliance
Ingram Content Group UK Ltd.
Pitfield, Milton Keynes, MK11 3LW, UK
UKHW012258240726
13966UKWH00004B/1477